北京市一流专业建设系列成果

长寿风险模型理论与应用

赵　明◎著

CHANGSHOU　　　　　　　　　ING
LILUN YU YINGYONG

中国财经出版传媒集团
经济科学出版社
Economic Science Press

图书在版编目（CIP）数据

长寿风险模型理论与应用/赵明著. —北京：
经济科学出版社，2019.11
ISBN 978 - 7 - 5218 - 1079 - 0

Ⅰ.①长… Ⅱ.①赵… Ⅲ.①长寿－风险分析－研究－
中国 Ⅳ.①R161.7

中国版本图书馆 CIP 数据核字（2019）第 255485 号

责任编辑：申先菊 赵 悦
责任校对：王肖楠
版式设计：齐 杰
责任印制：邱 天

长寿风险模型理论与应用
赵 明 著
经济科学出版社出版、发行 新华书店经销
社址：北京市海淀区阜成路甲 28 号 邮编：100142
总编部电话：010 - 88191217 发行部电话：010 - 88191522
网址：www. esp. com. cn
电子邮件：esp@ esp. com. cn
天猫网店：经济科学出版社旗舰店
网址：http://jjkxcbs. tmall. com
固安华明印业有限公司印装
710×1000 16 开 13 印张 190000 字
2019 年 11 月第 1 版 2019 年 11 月第 1 次印刷
ISBN 978 - 7 - 5218 - 1079 - 0 定价：86.00 元
（图书出现印装问题，本社负责调换。电话：010 - 88191510）
（版权所有 侵权必究 打击盗版 举报热线：010 - 88191661
QQ：2242791300 营销中心电话：010 - 88191537
电子邮箱：dbts@ esp. com. cn）

总　序

　　波澜壮阔的改革开放改变了中国，也影响了世界。在改革开放 40 多年的伟大历程中，金融作为实体经济的血脉，实现了从大一统的计划金融体制到现代金融体系的"凤凰涅槃"。我国也初步建成了与国际先进标准接轨、与我国经济社会实际契合的中国特色社会主义金融发展路径。

　　经过 40 多年努力，我们不断改革完善金融服务实体经济的理论体系和实践路径：持续优化完善传统信贷市场，为服务实体企业改革发展持续注入金融活水；建立健全股票、债券等金融工具为代表的资本市场，畅通实体企业直接融资渠道，增强其可持续发展能力；推动低效产能有序退出市场、临时困难但前景良好的企业平稳渡过难关、优质企业科学稳健发展，鼎力支撑我国企业从无到有、从小到大、从弱到强，逐步从低端加工制造向高附加值迈进。

　　经过 40 多年努力，我们基本构建了以人民为中心的居民家庭金融服务模式。不仅借鉴西方现代金融实践，支持家庭部门熨平收入波动，实现跨期消费效用最大化；而且充分利用我国银行业分支机构延伸到乡镇、互联网全面覆盖到村落等良好基础设施，逐步实现基础金融服务不出村，促使我国普惠金融走在了世界前列；同时，积极构建与精准扶贫相配套的金融服务体系，发挥金融在扶贫攻坚中优化资源配置的杠杆作用，为人民实现美好生活提供金融动力。

经过 40 多年努力，我们探索了从国民经济循环流转大局增强金融和财政合力的有效方式。在改革开放的过程中，我们不断优化财政支持与金融服务的配套机制，运用金融工具缓解财政资金使用碎片化问题和解决财政资金跨期配置问题，增进财政政策促进经济结构调整和金融政策促进经济总量优化的协调性，持续提升国民经济宏观调控能力和水平，既避免金融抑制阻碍发展，又防止过度金融风险集聚。

2008 年，美国次贷危机引发的全球金融海啸引发了人们对金融理论和金融实践的深刻反思。金融理论是否滞后于金融实践，缺乏对金融实践有效的指引？金融实践是否已过度复杂化，致使金融风险难以识别、度量和分散？随着互联网、大数据、人工智能、区块链等技术的出现，科技发展在极大提高金融业服务之效的同时，也对传统金融业带来了冲击。金融业态正在发生重大变化，金融风险出现新的特征。在新的背景下，如何处理金融改革、发展、创新与风险监管的关系，如何守住不发生系统性金融风险的底线，已经成为世界性重大课题。在以习近平同志为核心的党中央坚强领导下，我国进入中国特色社会主义新时代。在这个伟大的时代，对上述方面进行理论创新和实践探索的任务非常艰巨，使命非常光荣。为完成这一伟大历史使命，需要建设好一流金融学科和金融专业，大规模培养高素质金融人才，形成能力素质和知识结构与时代要求相匹配的金融人才队伍，加强金融学科建设和金融人才培养正当其时。

欣闻首都经济贸易大学金融学成功入选北京市一流专业，正在组织出版"北京市一流专业建设系列成果"，这在打造高素质金融人才培养基地上迈出了重要步伐，将对我国金融学科和金融专业的建设起到积极的推动作用，为促进我国金融高质量发展并建成现代金融体系做出应有贡献，为实现伟大复兴中国梦提供有益助力。

尚福林

前 言

随着社会经济的快速发展与医疗技术水平的进步，人口寿命延长已成为不争的事实，从而对我国寿险公司和养老保险制度的财务可持续性造成较大的冲击，对我国社会经济产生较大影响。我国长寿风险的不断积累，给社会养老保险、企业年金和商业保险公司年金的负债评估和偿付能力管理带来不确定性，然而我国在人口死亡率建模和长寿风险度量方面的研究较少，不能为度量和管理长寿风险提供有效建议。中国共产党十八届三中全会《中共中央关于全面深化改革若干重大问题的决定》（以下简称《决定》）中关于我国养老保险制度改革中，明确"建立更加公平可持续的社会保障制度"，并强调"实现基础养老金全国统筹，坚持精算平衡原则"，"研究制定渐进式延迟退休年龄政策"。《决定》中提出的养老保险制度改革方向，均与应对养老金长寿风险相关。合理地度量我国养老金的长寿风险，是我国养老保险制度改革的必要保证，是以习近平新时代中国特色社会主义思想为指导正确把握应对人口老龄化和老龄社会的理论脉络。

长寿风险度量方法的科学性，关系到我国社会经济的平稳运行。本书给出一个人口死亡率建模和长寿风险度量的统一框架，这个统一框架包括人口死亡率模型的选择、人口死亡率的随机波动性与趋势性分析、人口死亡率的修匀、高龄人口死亡率的拟合、人口死亡率的动态预测、长寿风险度量的方法与应用。在人口死亡率模型的选择方面，分别总结了人口死亡率时间外推与年龄外推模型及其特征。在人口死亡率的随机波动性与趋势性分析方面，认为短期人口死亡率具有较强的波动性，不适合直接预测；而长期人口死亡率具有较强的趋势性，可以直接预测。在人口死亡率的修匀方面，总结了二维修匀方法，并比较了不同修匀方法的优劣。在高龄人口死亡率拟合方面，总结了二维拟合方法，并验证了二维拟合方法的优势。在人口死亡率动态预测方面，分别采用了三种方法（Lee－Carter 模型方法、有限数据的 Lee－Carter 模型方法和分位自回归方法）对中国人口死亡率进行预测。其中 Lee－Carter 模型是针对修匀后死亡率预测选择的方法，有限数据的 Lee－Carter 模型是针对长期死亡率预测选择的方法，分位自回归方法是针对未经修匀的粗死亡率预测选择的方法。在长寿风险度量方面，分别采用了压力趋势法、标准公式法和内部模型法对长寿风险进行度量。在实证方面，通过选取国家统计局公布的人口死亡率数据，在一定精算假设下，度量了我国保险公司和养老保险制度面临的长寿风险，比较了不同方法下长寿风险度量值的差异，并分析了极限年龄和折现率变动对长寿风险的影响敏感性，为我国保险公司和养老金制度改革提供了相应的建议。

本书分为三篇，共十二章。第一篇为长寿风险模型理论，主要介绍当前较为成熟的长寿风险模型，其中包括人口死亡率年龄外推模型、高龄人口死亡率时间外推模型和人口死亡率修匀模型，并结合长寿风险发展理论前沿，介绍了二维动态模型及其参数估计方法。第二篇为长寿风险模型应用，主要针对模型在人口死亡率方面的应用，包括对我国人口死亡率的随机性分析、高龄人口死亡率拟合、人口死亡率二维修匀和动态预测，并估计模型参数，预测结果以及对模型间进行比较。第三篇为长寿风险度量与应对措施，主要介绍了保险公司长寿风险度量和养老金体系长寿风险度量，说明了长寿风险度量标准和度量方法，分析养老金体系应对长寿风险的退休机制并提出相关建议和应对措施。

本书的顺利完成，首先感谢首都经济贸易大学金融学院院长尹志超教授和副院长高杰英教授的指导与帮助。在写作过程中，首都经济贸易大学金融学院保险系主任张小红副教授在本书结构设计与体例安排方面提出了宝贵的建议；首都经济贸易大学 2018 级保险专业硕士生兰嘉琦同学参与了本书初稿内容的整理与编撰工作；2019 级保险专业硕士生李子文同学参与了书稿内容的校对工作；2017 级本科生蔡银阁、谭秋彤、武应策和飞罗拉·艾尔肯同学参与了书稿内容的修改与完善工作。本书的顺利出版，感谢经济科学出版社财贸教育分社社长申先菊女士及其团队所有同事的帮助与支持。本书为笔者在长寿风险模型理论与应用方面的阶段性研究成果，内容难免存在不足之处，以期抛砖引玉，为该科学领域的发展贡献绵薄之力。

本书为北京市社会科学基金青年项目"京津冀协同发展中的长寿风险度量与应对机制研究"（19YJC042）成果和首都经济贸易大学 2019—2020 年度科研基金项目"考虑死亡率变迁的养老金体系长寿风险度量研究"成果。

赵 明

2019 年 10 月 10 日

目　录

第一篇　长寿风险模型理论

第二篇　长寿风险模型应用

第一篇
长寿风险模型理论

第一章

长寿风险模型理论概况

第一节　长寿风险模型概述

一、人口死亡率时间外推模型

国内外关于死亡率模型的研究较多，最早的研究是由李和卡特（Lee R. D. & Carter L. R.，1992）提出的动态死亡率建模方法，后人称之为 Lee - Carter 模型。该模型假设对数死亡率由一个与年龄相关的截距项、与年龄相关且与时间有交互效应的斜率项，以及一个时间趋势项构成。Lee - Carter 模型具有参数少，拟合过程简单，预测结果稳定等优势，开创了动态死亡率预测的先河。然而，Lee - Carter 模型也存在很多不足，国内外学者对此提出了很多改进意见，这些改进主要是针对模型的参数估计以及拟合优度问题。威尔莫斯（Wilmoth，1996）针对李和卡特在参数估计中使用的奇异值分解（Singular Value Decomposition，SVD）方法进行改进，提出了加权二乘估计（Weighted Least Squares，WLS）方法和极大似然估计（Maximum Likelihood Estimation，MLE）方法，并运用日本 1960—1990 年的人口死亡率数据做了预测，参数估计的拟合优度较高，预测结果较好。布鲁恩（Brouhns，2002）提出了泊松对数双线性模型（PB 模型），假设死亡人数服从泊松分布，放宽了残差项的同方差假设。尽管学者们关于 Lee－Carter 模型参数估计和拟合优度问题的研究较多，但针对预测方法的探讨相对较少。李萧杭和陈伟森（Siu－Hang Li & Wai－Sum Chan，2007）在预测加拿大和美国人口死亡率的过程中，研究了时间序列中含有异常值情况的死亡率指数的发展趋势，通过对异常值的调整可以得到更好的拟合与预测效果。我国学者在 Lee－Carter 模型的应用与改善方面也做了大量的工作。王晓军和蔡正高（2008）运用 Lee－Carter 模型预测了中国人口死亡率，模型的拟合效果均较为理想。李志生和刘恒甲（2010）采用 1992—2007 年中国人口死亡率数据进行研究，比较了不同的参数估计方法下死亡率的预测偏差。结果显示，加权最小二乘法（Weighted Least Squares，WLS）下的参数估计值能够产生最小的死亡率预测偏差。韩猛和王晓军（2010）采用 PB 模型，选取 1994—2005 年中国城市人口死亡率进行预测，模型的拟合优度较高，预测结果较为理想。祝伟和陈秉正（2012）运用 Lee－Carter 模型预测了中国城市人口死亡率，模型的拟合效果均较为理想。王晓军和任文东（2012）对有限数据下 Lee－Carter 模型在人口死亡率预测中的应用进行研究，在样本量较少时，对时间序列的波动性进行了研究，使得预测结果更加的稳健与合理。

除了经典的 Lee－Carter 模型外，国内外学者也提出一些死亡率时间外推的扩展模型。凯恩斯、布莱克和多德（Cairns，Blake & Dowd，2006）提出了两因子的 CBD 模型，该模型本质上为不同的年份上的 Gompertz 模型。柯里（Currie，2011）放松了 Gompertz 模型假设，对 CBD 模型进行了扩展，加入了一个基于惩罚样条（Penalised Splines）的平滑函数。伦肖和哈勃曼（Renshaw & Haberman，2006）在 Lee－Carter 模型的基础上进行了改进，提出了包含世代效应（Cohort Effect）的 APC 模型。柯里、德本和艾勒斯（Currie，Durban & Eilers，2004）提出了泊松 P—样条模型，该模型是采用艾勒斯和马克斯（Eilers & Marx，1996）提出的年龄和日历年

（时代）两个因素的双惩罚函数对死亡率进行平滑。理查德、科比和柯里（Richards，Kirkby & Currie，2006）对 P—样条模型进行了改进，用出生年代替了年龄进行平滑，将世代效应引入模型中，使该模型能够考虑世代效应对死亡率的影响。我国学者王晓军和黄顺林（2011）探讨了 Lee - Carter 模型、CBD 模型、APC 模型和 P—样条模型等几种死亡率预测模型在中国的适用情况，结果表明 Lee - Carter 模型和 CBD 的扩展模型拟合效果较好，但中国人口死亡率历史数据的经验期较短，CBD 及其扩展模型参数较多，需要更多的历史数据做支撑，因此，选择 Lee - Carter 模型对中国人口死亡率进行时间外推。

二、高龄人口死亡率年龄外推模型

荷兰数学家威赫尔斯特（Verhulst，19 世纪中叶）提出了 Logistic 模型。该模型在人口死亡率年龄外推中也得到了很好的应用，将该模型变形后，可以得到两参数的 Logistic 模型，即 Kannisto 模型。龚伯茨（Gompertz，1825）提出的 Gompertz 模型，是高龄人口死亡率年龄外推的经典模型。该模型形式简单，并且在高龄人口死亡率年龄外推中效果较优。岳（Yue，2002）通过在生存模型中的函数关系，对 Gompertz 模型函数关系式进行对数变换，得到 Gompertz 模型的另外一种表达形式，应用普通最小二乘法（Ordinary Least Squares，OLS）便可得到模型的参数估计值。科尔和基斯克尔（Coale & Kisker，1990）提出的 Coale - Kisker 模型（简称 C - K 模型），包含两个基本假设：①85 岁以上人口死亡率的增加幅度是随着年龄增长而线性下降的；②110 岁人口的死亡率是不随时间变化而变化的，是一个固定值，且男性人口死亡率为 1，女性人口死亡为 0.8，C - K 模型只需 81 ~ 88 岁人口死亡率数据，便可以推算出高龄人口死亡率数据。阿尔森和德哈恩（Aarssen & de Haan，1994）构造了人类寿命分布的有限上界。假设超过门限年龄 N 的随机变量的极限分布服从广义帕累托分布，超过门限年龄 N 的高龄人口生存分布也服从广义帕累托分布。常设定小于门限年龄 N 的生存分布为 Gompertz 分布，大于则取广义帕累托分布，N由最优拟合结果来定。另外，关于高龄人口死亡率的年龄外推，我国学者做的工作较少。段白鸽和孙佳美（2012 年）探讨了极值理论在高龄人口死亡率外推方面的应用，但并未给出不同外推模型拟合效果的评价。孙佳美和郭利涛（2012 年）利用日本数据，验证了 C－K 模型在高龄人口死亡率年龄外推中的拟合效果较优。中国台湾学者越（2002）选取中国台湾和台北市的人口死亡率数据，检验了 Gompertz 模型的适用性。结果表明，65 岁以上人口死亡率分布均可以用 Gompertz 模型拟合，且拟合效果较佳。

三、人口死亡率修匀模型

修匀这一词最早就出现在精算领域，米勒（Miller，1946）给出了修匀的定义。他认为，修匀是将一个连续变量的不规则的观察序列，采取一种可靠的方法，得到一个光滑的有规则的修正序列，并且能够反映出观察值序列趋势与规律。因此，针对死亡率的修匀应满足两个条件：拟合与光滑，同时满足上述两个条件的方法才能用与死亡率的修匀。死亡率的修匀的方法基础来源于统计学，而目前较为流行的两大类修匀方法为参数修匀和非参数修匀。

在参数修匀中，最早的参数模型为龚伯茨（1825）提出的 Gompertz模型和 Makeham（1860）提出的 Makeham 模型。这两个模型尤其适用于高年龄组的死亡率修匀，而不能对青年和中年阶段的死亡率进行很好的修匀。因此，本章重点介绍全年龄段的参数修匀方法。赫雷格曼和波拉德（Heligman & Pollard，1980）首次提出了全年龄段的参数修匀方法。该方法具有 8 个参数，其表达式共用 3 种形式。联合国建议采取第一个模型作为世界各国死亡率修匀的参考，并且在一些发达国家，该模型的应用已经取得了较好的效果。卡列雷（Carriere，1992）提出一个由多个简单参数模型组合而成的混合参数模型，其主要组成部分为 Gompertz 模型和

Weibull 分布模型。Carriere 模型将人的生命周期分为幼儿期、青少年期和成年期。卡列雷认为，幼儿期生存函数服从于 Weibull 分布，青少年期生存函数服从于逆 Gompertz 分布或逆 Weibull 分布，成年期生存函数服从改进的 Gompertz 分布。袁（Yuen，1997）结合了 Carriere 模型的思想，对 Heligman – Pollard 模型进行修正，修正的 Heligman – Pollard 模型与 Heligman – Pollard 模型均是 8 参数模型，最大的改进在于将青少年时期的年龄中位数引入模型中，使得修匀结果更加稳健。周世宏（2001）对 Carriere 模型进行修正，修正的 Carriere 模型与 Carriere 模型（1992）相比较，修正模型将 Gompertz 分布换成了 Makeham 分布，使得模型与数据的拟合度更高，修匀效果更为理想。

在非参数修匀方面，首次提出了移动加权平均修匀方法（M – W – A 方法）（DeForest，1870），该方法简单、实用，且修匀效果可以接受，因此，在没有进入计算机时代之前非常流行。由于 M – W – A 方法在 r 从 – n 到 n 上是中心对称的，因此，该方法存在端值问题。也就意味着，当 u_a 和 u_b 分别是最小和最大的 u_x 时，然而据此得到的最小和最大的 v_x 并不是 v_a 和 v_b，而是 v_{a+n} 和 v_{b+n}。由于这些问题的存在，目前在死亡率修匀方面很少使用 M – W – A 方法。惠特尔（Whittaker，1923）提出并发展了 Whittaker 修匀方法，随后亨德森（Henderson，1925）也对该模型做出了重大的贡献。基梅尔道夫和琼斯（Kimeldorf & Jones，1967）首次将 Bayesian 方法运用到人口死亡率的修匀中，希克曼和米勒（Hickman & Miller，1977）对人口死亡率的 Bayesian 修匀方法做出了重大的贡献。希克曼和米勒（1979）将人口死亡率的 Bayesian 修匀方法从一维推广到二维。卡布斯和哈勃曼（Copas & Haberman，1983）提出了核修匀方法，该方法可以有效克服 M – W – A 方法的端值问题，并且通过计算机实现，简单明了。加文、哈勃曼和维罗尔（Gavin，Haberman & Verrall，1993）将上述方法推广到了经典的 M – W – A 方法，解决了 M – W – A 方法的端值问题。但该方法中核函数是对称函数，因此存在边界偏差现象。张志强等（2005）认为，在死亡率的修匀过程中，对称核方法存在着边界偏差现象，将非对称核密度估计用于死亡率的修匀，即用 Gamma 核来替换对称核函数，修匀效果较为理想。马萨和蓬佐（Mazza & Punzo，2011）采用离散 Beta 核方法，对死亡率数据进行修匀，该方法不仅解决了边界偏差问题，而且能够获取较为理想的修匀效果。另外，随着计算机的发展与统计技术的普及，样条修匀、局部加权回归（Locally Weighted Regression，LWR）、广义可加模型（Generalized Additive Models，GAM）等方法开始在精算领域广泛使用，关于这方面的代表性文献可以参考王、穆勒和卡普拉（Wang，Muller & Capra，1998），王（2005），德邦、蒙特斯和萨拉（Debon，Montes & Sala，2006），罗查·内维斯和米贡（Rocha Neves & Migon，2007）。

随着修匀技术的不断发展，动态生命表的修匀成为学术界关注的重点。由于死亡率随年龄呈现趋势性，同时相同年龄的死亡率随时间也呈现出趋势性，因此，针对死亡率的二维修匀成为死亡率修匀的热点和前沿问题。李和卡特（1992）提出了动态死亡率模型，该模型同时考虑了年龄和日历年两个因子，可以作为二维死亡率修匀模型。哈勃曼和伦肖（1996）应用 GLM 模型对死亡率进行修匀，分别对死亡率与年龄因子之间的关系、死亡率与年龄和年份两因子之间的关系、死亡率与年龄和保单期限两因子之间的关系进行了研究。艾勒斯和马克斯（2002）定义了一个二维回归的 B—样条，并在此基础上构建二维泊松 P—样条模型。艾勒斯（2006）和柯里（2006）提出了广义线性阵列模型（GLAM）方法，来求解二维泊松 P—样条模型，给出了过离散二维泊松 P—样条模型的具体算法，其中惩罚设置采用 IRWLS 算法，整体模型的估计采用惩罚伪似然估计。张连增和段白鸽（2012）采用 GLM 方法对中国人口死亡率进行二维修匀，将修匀结果与 B—样条方法下的修匀结果进行比较。马萨和蓬佐（2013）将他们两人（2011）的离散 Beta 核方法推广到二维（年龄和日历年），并且与其他核修匀方法进行比较，得到的二维修匀结果最优。

四、长寿风险度量方法

人口寿命延长的必然后果就是给社会与经济实体带来长寿风险。理查德（Richard，2006）给出了长寿风险的定义，即长寿风险是个人或总体人群未来的平均实际寿命高于预期寿命产生的风险。瑞士再保险（2007）认为，长寿风险是指个人或群体的寿命延长，但没有为生活提供经济保障而带来的风险。理查德、科比和柯里（2006）认为，长寿风险中的个体长寿风险可以通过参加相关的保险计划来分散，总体长寿风险则无法采取大数法则的原理来分散，保险公司和养老保险制度面临的正是总体长寿风险。保险公司和养老保险制度作为一个与风险紧密相连的社会实体，面对长寿风险的来袭，必然要做出相应的准备。长寿风险有别于保险公司和养老保险制度面临的其他风险，来源于人口死亡率长期的下降趋势。人寿保险公司的产品费率，是根据目前的经验生命表，采用精算技术计算得到的，未来人口死亡率的下降，将使得保险公司的给付额提高，从而增加了未来偿付能力不足的风险。针对人口死亡率下降导致的长寿风险的度量问题，奥利韦里（Olivieri，2001）采用生存年金的精算现值对长寿风险进行度量，并进一步度量了长寿风险对基金的充足性产生的影响。奥利韦里和皮塔科（2003）通过计算长寿风险的偿付能力资本要求（Solvency Capital Requirements，SCR），度量了美国企业年金系统的长寿风险。普拉特（2011）的研究强调了采用偿付能力资本要求度量养老金的长寿风险是恰当的。另外，我国学者黄顺林和王晓军（2011）预测了我国男性人口的死亡率，基于向量自回归模型，对企业年金的长寿风险进行评估，提出了保险公司通过最优产品结构实现长寿风险自然对冲的方法，并讨论了利率等各种保单因素对最优产品结构的影响。祝伟和陈秉正（2012）度量了长寿风险对保险公司个人年金产品的影响。王志刚和王晓军（2014）采用 Bootstrap 方法将研究拓展到死亡率的分布上，并以此为基础计算年金保单组现值的分布，度量年金保单组长寿风险的 VaR 值及其资本要求。

国内外学者对死亡率降低导致的长寿风险的研究较多，但安托林（An-tolin，2007）的研究表明，国际权威机构对各国人口寿命延长趋势的预测结果往往低于实际水平，都低估了人口寿命延长的不确定性即长寿风险对社会经济资源的冲击程度。因此，针对人口死亡率被低估导致的长寿风险的度量问题也十分重要，伯格（Borger，2010）应用随机死亡率模型，通过在险价值（VaR）方法，计算了死亡率被低估的长寿风险的偿付能力资本要求。理查德（2011）提出了度量人口死亡率被低估风险的 VaR 框架，探讨了随机死亡率模型在统一框架下的适用性，并给出了度量一年期长寿风险的随机模拟方法。国内外大部分学者对长寿风险的度量均采用 VaR 或 TVaR 方法，然而这两种方法存在一定的理论缺陷。其中，VaR 方法只关注最坏情形下的损失，并没有对尾部损失的分布做明确的说明，并且该方法不具备次可加性，不是一致性的风险度量方法；TVaR 方法弥补了 VaR 方法的缺陷，给出了尾部损失的分布，并且具有次可加性，是一致性的风险度量方法，但是该方法数值计算较为烦琐，且灵活性较差。贝勒斯—桑佩拉（Belles‑Sampera，2014）提出了一个新的扭曲风险度量族，即 GlueVaR 风险度量，该方法在风险度量方面具有较大的优势。GlueVaR 方法是一致性的风险度量方法，具有平移不变性、正齐次性、单调性和次可加性，具备了一个优良风险度量方法的所有性质。另外，GlueVaR 方法不仅应对了尾部极端风险发生的可能性，而且给出了尾部损失的分布；该方法具有较强的灵活性，可以获取更加全面的风险度量信息。贝勒斯—桑佩拉（2014）将 GlueVaR 方法运用在资产配置的风险度量中，探讨了 GlueVaR 风险度量的尾部次可加性，认为该方法较 VaR 和 TVaR 方法更优。

第二节　本书主要内容与结构安排

第一章为长寿风险模型理论与应用概况。本章论述了本书研究内容的背景与意义、理论发展现状、主要内容与结构安排和主要创新观点。

第二章为随机死亡率的时间外推模型。本章着重介绍了四种模型，Lee－Carter 模型、Cairns－Blake－Dowd（CBD）模型、Age－Period－Cohort（APC）模型和非参数 HU 模型，并从理论上对四种模型进行概述，说明参数估计方法和模型预测方法。

第三章为高龄人口死亡率的年龄外推模型。本章从理论上介绍了 Gompertz 模型、Coale－Kisker 模型、极值理论模型和 Logistic 模型。

第四章为人口死亡率修匀模型。本章介绍了一维参数修匀模型、一维非参数修匀模型，二维泊松 P—样条修匀模型和二维离散 Beta 核修匀模型。重点介绍全年龄段的参数修匀方法，不仅适用于高年龄组的死亡率修匀，而且还能对青年和中年阶段的死亡率进行更好的修匀。

第五章为中国人口死亡率随机性分析。本章将人口死亡率的变动分解为随机波动性与趋势性。认为短期死亡率的随机波动性强于趋势性，而长期死亡率的趋势性强于随机波动性。由于短期粗死亡率数据的随机波动性较强，不适合直接运用经典死亡率模型预测，需要对粗死亡率进行修匀，修匀后的死亡率即可以运用经典死亡率模型预测。另外，根据研究的需要，为应对短期粗死亡率较强的随机波动性，可以选取分位自回归模型和有限数据 Lee－Carter 模型对粗死亡率进行预测。

第六章为中国高龄人口死亡率拟合。本章比较了几种经典的高龄人口死亡率外推模型，提出了采用 Age－Shifting 模型对高龄人口死亡率进行外推，并且对高龄人口死亡率的外推结果进行了检验。

第七章为中国人口死亡率二维修匀。本章在系统性的梳理人口死亡率修匀方法的基础上，认为动态生命表采用二维修匀方法较为科学，并对二维修匀方法进行总结，并且认为死亡率的非参数修匀方法优于参数修匀方法，尤其是在二维修匀中更加显著。采取二维 Beta 核方法与二维泊松 P—样条方法，对人口死亡率进行修匀，并对修匀后的死亡率采用经典死亡率模型进行预测。

第八章为中国人口死亡率的动态预测。在人口死亡率动态预测方面，分别采用了三种预测方法：Lee－Carter 模型方法、有限数据的 Lee－Carter 模型方法和分位自回归方法。其中，Lee－Carter 模型是针对修匀后死亡率进行预测采用的方法，有限数据的 Lee – Carter 模型是针对长期死亡率采用的方法，分位自回归方法是针对未经修匀的粗死亡率采用的方法。

第九章为保险公司长寿风险度量。本章以欧盟偿付能力二代框架为理论基础，将长寿风险划分为两种类型：第一类是死亡率降低导致保险公司偿付能力不足的长寿风险；第二类是死亡率被低估导致保险公司偿付能力不足的长寿风险。给出了三种长寿风险的度量方法：压力趋势法、标准公式法和内部模型法（基于 TVAR 与 VaR 的随机模拟法）。在实证过程中，通过选取国家统计局公布的人口死亡率数据，在一定精算假设下，比较了不同方法下长寿风险度量值的差异，并分析了极限年龄和折现率变动对长寿风险的影响敏感性。

第十章为养老金体系长寿风险度量。本章采用 GlueVaR 风险度量方法对养老保险制度中的长寿风险进行度量，为我国养老保险制度的改革提供对策与建议。

第十一章为养老金体系应对长寿风险的退休机制分析。本章从国际比较的角度探讨了人口寿命延长与延迟退休之间的机制关系，分析了国际上的人口寿命延长与延迟退休的实践经验。通过我国人口寿命延长现状和趋势分析，探讨了延迟退休对我国养老金支付压力的影响，以及对我国养老保险制度抚养比的影响。随后进一步研究了经济、制度等因素变动对养老金支付压力的敏感性。最后针对此提出了应对建议。

第十二章为主要结论与展望。总结了本书的主要结论，指出了本书研究所存在的不足之处，并且指出可以进一步研究的方向。

第三节 本书的主要创新观点与贡献

本书的主要创新观点与贡献：

第一，本书采用蒙特卡洛方法，将人口死亡率的变动划分为随机波动性与趋势性，并对随机波动性与趋势性进行分解。认为具有随机波动性的死亡率（短期死亡率）不适合直接预测，需要对死亡率修匀后进行预测；具有趋势性的死亡率（长期死亡率改善的平均水平）适合直接预测。提出了短期死亡率或粗死亡率（波动性较大的死亡率）的预测方法，即分位自回归方法和有限数据 Lee‐Carter 模型方法。通过分位自回归方法与有限数据 Lee‐Carter 模型方法，可以有效地改善经典死亡率模型在处理波动性较大死亡率数据时出现的偏误问题。

第二，在对死亡率修匀方法总结的基础上，采用二维 Beta 核密度方法与二维泊松 P—样条方法对中国人口死亡率进行修匀，比较这两种二维非参数修匀方法，并且对修匀方法进行评价，选出适合我国人口死亡率修匀的最优方法。另外，比较了高龄人口死亡率外推模型与方法，并且对不同方法下外推效果进行比较，选择最为合理的外推结果。提出了采用 Age‐Shifting 模型对高龄人口死亡率进行外推，并且对高龄人口死亡率的外推结果进行了检验。

第三，基于欧盟偿付能力二代框架，选择养老金与保险公司负债评估中的长寿风险偿付能力资本要求作为度量指标，量化了养老金与保险公司负债评估中的长寿风险，并且对极限年龄与折现率变动的敏感性进行分析。另外，将养老保险制度与保险公司负债评估中的长寿风险划分为两种类型：第一类是死亡率降低导致养老保险制度或保险公司偿付能力不足的长寿风险；第二类是死亡率被低估导致养老保险制度或保险公司偿付能力不足的长寿风险。并分别度量了养老保险制度与保险公司负债评估中的这两类长寿风险，给出了不同类型长寿风险度量应采取的最佳方法。

第四，采用 GlueVaR 风险度量方法，对养老金与保险公司负债评估中的长寿风险进行量化分析。与 VaR 方法和 TVaR 方法相比，长寿风险的 GlueVaR 风险度量方法不仅应对了尾部极端风险发生的可能性，而且具有较强的灵活性，可以获取更加全面的长寿风险信息。GlueVaR 风险度量方法具有多个参数，一方面可以满足我国养老金与保险公司管理者有效控制长寿风险的要求，另一方面也可以满足养老金计划参与者与保险公司保单持有人预期较高回报的要求。

第二章

随机死亡率的时间外推模型

第一节 Lee – Carter 模型

一、Lee – Carter 模型概述

李和卡特（1992）提出的模型框架公式为：

$$\ln q_{xt} = \alpha_x + \beta_x k_t + \varepsilon_{xt} \tag{2.1}$$

其中，q_{xt} 为 x 岁的人在第 t 年的死亡率；α_x 表示不同年龄（或年龄组）的死亡率与年份 t 无关的部分；β_x 表示不同年龄（或年龄组）的死亡率与年份 t 的交互效应部分；k_t 衡量了死亡率随时间 t 的变化趋势；ε_{xt} 表示误差项。

为了使模型得到唯一的解，李和卡特提出了模型的正态化条件，即 $\sum_t k_t = 0$，$\sum_x \beta_x = 1$。

该模型具有可参数化性质，因为对于任意常数 c，参数进行以下任一转换都使原模型的结构不变，即：

$$\{\alpha_x, \ \beta_x, \ k_t\} \rightarrow \{\alpha_x, \ \beta_x/c, \ ck_t\} \tag{2.2}$$

$$\{\alpha_x,\ \beta_x,\ k_t\} \rightarrow \{\alpha_x - c\beta_x,\ \beta_x,\ k_t + c\} \tag{2.3}$$

二、参数估计方法

Lee – Carter 模型具有多种参数估计的方法，其中包括奇异值分解法（SVD）、最小二乘法（OLS）、加权最小二乘法（WLS）以及泊松对数双线性模型法（Poisson Log – Bilinear）等，下面分别进行介绍。

（一）SVD 分解法

将动态死亡率数据看成一个奇异矩阵，通过矩阵奇异值分解（SVD），求解模型中的参数 $\hat{\alpha}_x$、$\hat{\beta}_x$、$\hat{\kappa}_x$。

伦肖和哈勃曼（1996）给出了 Lee – Carter 模型 SVD 分解的具体步骤：

步骤1，对 Lee – Carter 模型两边累加 t，加正态化条件 $\sum_t \kappa_t = 0$，$\sum_x \beta_x = 1$ 带入到模型中，可以得到 α_x 估计值为：

$$\hat{\alpha}_x = \frac{1}{n} \left(\sum_t \ln\hat{q}_x(t) \right) \tag{2.4}$$

步骤2，在步骤1的基础上，对 Lee – Carter 模型变形，得到矩阵 $[z_x(t)]$，即：

$$[z_x(t)] = \{\ln[q_x(t)] - \hat{\alpha}_x\} \tag{2.5}$$

对该矩阵进行 SVD 分解，并根据限制条件，κ_t 和 β_x 应分别为矩阵 $[z_x(t)]$ 的奇异值分解（SVD）结果中最大奇异值对应的右一列和左一列的奇异向量的值。

步骤3，对 κ_t 的估计值进行调节，即：

$$\sum_x d_x(t) = \sum_x L_x(t) \cdot \exp(\hat{\alpha}_x + \hat{\beta}_x \hat{\kappa}_t) \tag{2.6}$$

式（2.6）使得每一年 t 中观察到的总死亡人数的实际值与期望值相等。

（二）最小二乘法

步骤1，对 Lee – Carter 模型公式在时间 t 维度上进行累加，并带入正态化条件，可得 $\hat{\alpha}_x = \ln(\prod_t^T q_{xt}^{1/T})$。

步骤2，对 Lee – Carter 模型公式在年龄 x 维度上进行累加，并带入正态化条件以及上一步中得到的 $\hat{\alpha}_x$，可得 $\hat{k}_t = \sum_x (\ln q_{xt} - \hat{\alpha}_x)$。

步骤3，通过最小化残差的平方和，将 $\hat{\alpha}_x$ 与 $\hat{k}_t$ 作为已知值带入，便可得到最小二乘（OLS）下 $\hat{\beta}_x$ 的参数估计，即 $\hat{\beta}_x = \sum_t \hat{k}_t (\ln q_{xt} - \hat{\alpha}_x) / \sum_t \hat{k}_t^2$。

（三）加权最小二乘法

根据威尔莫斯（1996）提出的加权最小二乘法，$\ln m_{xt}$ 的方差近似等于死亡人数 d_{xt} 的倒数，采用 d_{xt} 作为权重，得到加权的残差平方和为：

$$\varepsilon_{xt}^2 = \sum_{xt} d_{xt} [\ln q_{xt} - \hat{\alpha}_x + \hat{\beta}_x \hat{k}_t]^2 \qquad (2.7)$$

最小化上式所示的加权残差平方和，可得：

$$\hat{\beta}_x = \sum_t d_{xt} \hat{k}_t (\ln q_{xt} - \hat{\alpha}_x) / \sum_t d_{xt} \hat{k}_t^2 \qquad (2.8)$$

（四）Poisson Log – Bilinear *方法*

勃林格（Brillinger，1986）认为死亡人口是一个计数过程，并假定死亡人口服从泊松过程，即：

$$D_{xt} \sim Poisson[E_{xt}, q_x(t)] \qquad (2.9)$$

其中，$q_x(t) = \exp(\alpha_x + \beta_x \kappa_t)$，$\kappa_t$ 和 β_x 满足以下约束条件：$\sum_t \kappa_t = 0$ 和 $\sum_x \beta_x = 0$。因此，死亡率满足对数双线性形式。与 SVD 方法所不同的是，Poisson Log – Bilinear 方法采用极大似然估计对 α_x、β_x、κ_t 这三个参数进行估计。

根据勃林格（1986），x 岁的人在 t 年的期望死亡人数用 $\hat{D}_{xt}$ 表示，即：

$$\hat{D}_{xt} = E[D_{xt}] = E_{xt} \exp(\alpha_x + \beta_x \kappa_t) \qquad (2.10)$$

则极大似然函数为：

$$L(\alpha, \beta, \kappa) = \ln\left\{ \prod_t \prod_x \left[\frac{\hat{D}_{xt}^{D_{xt}} \exp(-\hat{D}_{xt})}{D_{xt}!} \right] \right\}$$

$$= \sum_t \sum_x \left\{ D_{xt} \ln\hat{D}_{xt} - \hat{D}_{xt} - \ln(D_{xt}!) \right\}$$

$$= \sum_t \sum_x \left\{ D_{xt}(\alpha_x + \beta_x \kappa_t) - E_{xt} \exp(\alpha_x + \beta_x \kappa_t) \right\} + 常数$$

$$(2.11)$$

式（2.11）达到最大值，便可以分别求得 α_x、β_x、κ_t 这三个参数的估计值。在求解的过程中，由于式（2.11）中包括双线性项 $\beta_x \kappa_t$，因此不能通过泊松回归直接得到。

古德曼（Goodman，1979）提出了包含双线性项的对数线性模型参数的迭代方法：在迭代过程的第 $n+1$ 步，在固定其他参数目前取值的情况下，只迭代参数 θ 的取值：

$$\hat{\theta}^{(n+1)} = \hat{\theta}^{(n)} - \frac{\partial L^{(n)}/\partial\theta}{\partial^2 L^{(n)}/\partial\theta^2} \qquad (2.12)$$

其中 $L^{(n)} = L(\hat{\theta}^{(n)})$。

由于 Poisson Log – Bilinear 方法中包括三个参数，即 α_x、β_x、κ_t，则参数估计的迭代步骤为：

$$\hat{\alpha}_x^{(n+1)} = \hat{\alpha}_x^{(n)} - \frac{\sum_t \left[D_{xt} - \hat{D}_{xt}^{(n,n,n)} \right]}{-\sum_t \hat{D}_{xt}^{(n,n,n)}} \qquad (2.13)$$

$$\hat{\kappa}_t^{(n+1)} = \hat{\kappa}_t^{(n)} - \frac{\sum_x \left[D_{xt} - \hat{D}_{xt}^{(n+1,n,n)} \right] \hat{\beta}_x^{(n)}}{-\sum_x \hat{D}_{xt}^{(n+1,n,n)} \left[\hat{\beta}_x^{(n)} \right]^2} \qquad (2.14)$$

$$\hat{\beta}_t^{(n+1)} = \hat{\beta}_t^{(n)} - \frac{\sum_x \left[D_{xt} - \hat{D}_{xt}^{(n+1,n,n+1)} \right] \hat{\kappa}_x^{(n+1)}}{-\sum_x \hat{D}_{xt}^{(n+1,n,n+1)} \left[\hat{\kappa}_x^{(n+1)} \right]^2} \qquad (2.15)$$

其中，$\hat{D}_{xt}^{(n_\alpha, n_\beta, n_\kappa)} = E_{xt} \exp\left[\hat{\alpha}_x^{(n_\alpha)} + \hat{\beta}_x^{(n_\beta)} \hat{\kappa}_x^{(n_\kappa)} \right]$ 是参数 α_x、β_x、κ_t 经过 n 步

迭代之后的期望死亡人口数，参数迭代的初始值为：$\hat{\alpha}_x^{(0)} = 0$，$\hat{\beta}_x^{(0)} = 1$，$\hat{\kappa}_t^{(0)} = 0$。

通过以上迭代方法得到的参数估计值，需要满足 Lee – Carter 模型的正态化条件，即 $\sum_t \kappa_t = 0$ 和 $\sum_x \beta_x = 1$。因此，需要对上述估计结果进行调整，具体调整过程为：

$$\hat{\alpha}_x \leftarrow \hat{\alpha}_x + \hat{\beta}_x \bar{\kappa}, \quad \hat{\kappa}_t \leftarrow (\hat{\kappa}_t - \bar{\kappa}) \hat{\beta}_\bullet, \quad \hat{\beta}_x \leftarrow \frac{\hat{\beta}_x}{\hat{\beta}_\bullet}。$$

其中，$\bar{\kappa}$ 是 κ_t 极大似然估计值的平均值，$\hat{\beta}_\bullet$ 是所有年龄 β_x 极大似然估计值的和。经过调整之后的参数估计值不仅满足约束条件，而且不改变年龄 x 的人口在 t 年死亡人口的估计值 $\hat{D}_{xt}$。

下面对 Poisson Log – Bilinear 方法的极大似然函数式中的 α_x 求导，可以得到：

$$\sum_t D_{xt} = \sum_t \hat{D}_{xt} = \sum_t E_{xt} \exp(\hat{\alpha}_x + \hat{\beta}_x \hat{\kappa}_t) \tag{2.16}$$

说明 Poisson Log – Bilinear 方法在时间 t 年中观察到的总死亡人数的实际值与期望值相等，满足 Lee – Carter 模型的参数估计假设。

三、Lee – Carter 模型的预测

在 Lee – Carter 模型中，与时间因素相关的变量为 κ_t，因此需要对 κ_t 进行预测。李和卡特（1992）假定 κ_t 为随机游走过程，采用 ARIMA(p, d, q) 对因子 κ_t 进行预测。ARIMA(p, d, q) 模型拟合因子 κ_t 的过程为：

$$\nabla^d \kappa_t = \rho + \frac{\Theta_q(B) \varepsilon_t}{\Phi_p(B)} \tag{2.17}$$

其中，B 是滞后算子，即：

$$B(\kappa_t) = \kappa_{t-1}, \quad B^2(\kappa_t) = \kappa_{t-2}, \quad \cdots \tag{2.18}$$

$\nabla = 1 - B$ 是差分算子，即：

$$\nabla \kappa_t = \kappa_t - \kappa_{t-1}, \quad \nabla^2 \kappa_t = \kappa_t - 2\kappa_{t-1} + \kappa_{t-2}, \quad \cdots \tag{2.19}$$

$\Theta_q(B)$ 是移动平均多项式，系数向量为：

$$\theta = (\theta_1, \theta_2, \cdots, \theta_q) \qquad (2.20)$$

$\Phi_p(B)$ 是自回归多项式，系数向量为：

$$\phi = (\phi_1, \phi_2, \cdots, \phi_p) \qquad (2.21)$$

ε_t 是白噪声序列，方差为 σ_ε^2。

ARIMA(p, d, q) 模型的参数为 ρ、θ、ϕ 和 σ，模型的阶数通过 AIC（Akaike Info Criterion）信息准则确定。

将参数值估计出来后，要通过 ARIMA(p, d, q) 模型对 k_t 进行预测，得到了 k_t 的预测值，带入式（2.22）即可得到死亡率的预测值：

$$\dot{q}_{x, t_n + s} = \hat{q}_{x, t_n} \exp\{\hat{\beta}_x(\dot{k}_{t_n + s} - \hat{k}_{t_n})\}, \quad s > 0 \qquad (2.22)$$

其中，$\{\dot{k}_{t_n + s}: s > 0\}$ 表示 $\hat{k}_t$ 的预测值。

第二节　Cairns—Blake—Dowd（CBD）模型

一、CBD 模型概述

凯恩斯等（Cairns et al., 2006）提出了两因子的 CBD 模型，其形式为：

$$\ln \frac{q_x(t)}{p_x(t)} = \kappa_t^{[1]} + \kappa_t^{[2]} x + \varepsilon_x(t) \qquad (2.23)$$

根据式（2.23），可以推出：

$$q_x(t) = \frac{\exp(\kappa_t^{[1]} + \kappa_t^{[2]} x)}{1 + \exp(\kappa_t^{[1]} + \kappa_t^{[2]} x)} \qquad (2.24)$$

该模型本质上即为不同的年份 y 上的冈伯茨（Gompertz, 1825）模型。其中，$q_x(t)$ 为粗死亡率，$p_x(t)$ 为生存概率，$\kappa_t^{[1]}$，$\kappa_t^{[2]}$ 均为随机过程，$\varepsilon_x(t)$ 是误差项，且 $\varepsilon_x(t) \sim N(0, \sigma_\varepsilon^2)$。CBD 模型没有任何条件的限制，并且具有两个随机的时间序列项 $\kappa_t^{[1]}$ 和 $\kappa_t^{[2]}$，因此，和 Lee－Carter

模型是有区别的。

另外，对 CBD 模型标准化可得：

$$\mu_x(t) = -\ln[1 - q_x(t)] = \ln[1 + \exp(\kappa_t^{[1]} + \kappa_t^{[2]} x)] \qquad (2.25)$$

二、参数估计与预测

通过极小化下式：

$$\sum_{x=x_1}^{x_m} \left[\ln \frac{q_x(t)}{p_x(t)} - \kappa_t^{[1]} + \kappa_t^{[2]} x \right]^2 \qquad (2.26)$$

可以得到模型的参数估计结果。

对于 CBD 模型的预测问题，可将时间序列 $\kappa_t^{[1]}$ 和 $\kappa_t^{[2]}$ 看成一个二维的随机游走，即：

$$\begin{cases} \kappa_t^{[1]} = \kappa_{t-1}^{[1]} + d_1 + \xi_t^{[1]} \\ \kappa_t^{[2]} = \kappa_{t-1}^{[2]} + d_2 + \xi_t^{[2]} \end{cases} \qquad (2.27)$$

其中，d_1，d_2 为漂移项；$\xi_t = (\xi_t^{[1]}, \xi_t^{[2]})^T$ 是二维的独立正态分布的随机项，该随机项的均值为 0，协方差矩阵为：

$$\sum = \begin{pmatrix} \sigma_1^2 & \sigma_{12} \\ \sigma_{12} & \sigma_2^2 \end{pmatrix} \qquad (2.28)$$

漂移项的估计值为：

$$\hat{d}_i = \frac{\hat{\kappa}_{t_n}^{[i]} - \hat{\kappa}_{t_1}^{[i]}}{t_n - t_1}, \quad i = 1, 2 \qquad (2.29)$$

边际方差的估计值为：

$$\hat{\sigma}_i^2 = \frac{1}{t_n - t_1} \sum_{t=t_1}^{t_n} (\hat{\kappa}_t^{[i]} - \hat{\kappa}_{t-1}^{[i]} - \hat{d}_i)^2, \quad i = 1, 2 \qquad (2.30)$$

协方差估计为：

$$\hat{\sigma}_{12} = \frac{1}{t_n - t_1} \sum_{s=t_1}^{t_n-1} \sum_{t=t_1}^{t_n-1} (\hat{\kappa}_{s+1}^{[1]} - \hat{\kappa}_s^{[1]} - \hat{d}_1)(\hat{\kappa}_{t+1}^{[2]} - \hat{\kappa}_t^{[2]} - \hat{d}_2) \qquad (2.31)$$

Age—Period—Cohort（APC）模型

一、APC 模型概述

伦肖和哈勃曼（2006）提出了年龄—周期—世代（Age‑Period‑Cohort，APC）模型，其表达式为：

$$\log q_{x,y} = \alpha_x + \kappa_t + \gamma_{t-x} \qquad (2.32)$$

其中，$t-x$ 为出生年，γ_{t-x} 则表示世代效应或出生效应，式（2.32）需满足如下的限制条件：

$$\sum_t \kappa_t = 0, \quad \sum_c w_c \gamma_c = 0, \quad \sum_c w_c c \gamma_c = 0。$$

二、参数估计与预测方法

在 APC 模型中，有多种方法求解参数解。其中主要包括局部限定法、两因素模型法、非线性模型法、罚函数法、个体观测法、自回归法、估计函数法、内生因子法、特征变量法、非参数因果模型法、平滑队列模型法、分层模型或混合模型法，等等。下面对这些方法分别加以说明。

（一）局部限定法

局部限定法是对参数添加局部限定条件，如假设 $\alpha 1_1 = \alpha 1_2$，$\beta j_1 = \beta j_2$，$\gamma k_1 = \gamma k_2$，使得模型存在唯一解。此假设的前提是研究人员能够事先获得充分先验信息或理论基础。

（二）两因素模型法

两因素模型法是在年龄—时期—队列三因素模型中选择其中两个因

素，建立年龄—时期模型、年龄—列队模型或时期—列队模型。

年龄—时期模型：

$$\ln[\,E(\,r_{1jk}\,)\,] = \ln\Big[\,E\Big(\frac{\theta_{1jk}}{N_{1jk}}\Big)\Big] = \mu + \alpha_{1jk} + \beta_j \tag{2.33}$$

年龄—队列模型：

$$\ln[\,E(\,r_{1jk}\,)\,] = \ln\Big[\,E\Big(\frac{\theta_{1jk}}{N_{1jk}}\Big)\Big] = \mu + \alpha_{1jk} + \gamma_k \tag{2.34}$$

时期—队列模型：

$$\ln[\,E(\,r_{1jk}\,)\,] = \ln\Big[\,E\Big(\frac{\theta_{1jk}}{N_{1jk}}\Big)\Big] = \mu + \beta_j + \gamma_k \tag{2.35}$$

（三）非线性模型法

非线性模型法是将年龄、时期、队列三因素中一个或多个变量进行变换，使得三因素之间不存在线性关系。詹姆斯（James，1982）提出在年龄、时期、队列三个因素之外，引入年龄—时期交互作用参数 δ_j，此时的变量间不存在线性相关关系，模型参数存在唯一解。

$$\ln[\,E(\,r_{1jk}\,)\,] = \ln\Big[\,E\Big(\frac{\theta_{1jk}}{N_{1jk}}\Big)\Big] = \mu + \alpha_1\delta_j + \beta_j + \gamma_k \tag{2.36}$$

（四）罚函数法

奥斯蒙德和加德纳（Osmond & Gardner，1982）提出，罚函数法用于估计 APC 模型参数，即选择使三因素模型与三个两因素模型距离最近的限定值作为最终限定值。

$$\mu' = \mu$$
$$\alpha_1' = \alpha_1 + \lambda(m - i),\ i = 1,\ \cdots,\ m$$
$$\beta_j' = \beta_j + \lambda j,\ j = 1,\ \cdots,\ n$$
$$\gamma_k' = \gamma_k - \lambda k,\ k = 1,\ \cdots,\ m + n - 1$$

其中，$k = j - i + m$。三因素模型的参数估计值由 λ 决定。

（五）个体观测值法

罗伯森和波义耳（Robertson & Boyle，1986）提出个体观测方法，即在宏观汇总数据基础上补充观测个体信息，将同一年龄—时期分组内观测个体分为年青队和年老队列，以消除变量间线性相关关系，从而实现 APC 模型参数可识别。

$$Y = \mu + \alpha_1 + \beta_j + \gamma_k + \varepsilon_{1jk} \tag{2.37}$$

其中，$k = j - i + m$ 为年老队列，$k = j - i + m + 1$ 为年青队列，此时，变量间完全线性关系不存在，APC 模型参数可估计。

（六）自回归法

李和林（Lee & Lin，1996）提出，运用自回归法对列队效应进行建模，即假设年龄效应、时期效应不随机，而列队效应随即变动，且服从自回归模型。

$$\ln\left[E(r_{1jk})\right] = \ln\left[E\left(\frac{\theta_{1jk}}{N_{1jk}}\right)\right] = \mu + \alpha_1 + \beta_j + \gamma_k \tag{2.38}$$

$$\gamma_k = \theta\gamma_{k-1} + \delta_k \tag{2.39}$$

式（2.38）、式（2.39）中，θ 表示相邻两个出生队列的队列效应自相关程度，δ_k 代表出生队列的白噪声震荡。假设 δ_k 独立同分布，且服从零均值，方差为 σ^2 的正态分布。在此假定下，模型仅需要计算 $I + J - 1$ 个固定效应系数 θ 和 σ^2 两个自回归过程系数，在很大程度上减少了待估参数个数。

通过极大似然法求模型参数，无条件似然函数通过对 γ_k，…，γ_{m+n-1} 积分求得。Lee 和 Lin 建议使用条件似然函数法，即：

$$
\begin{aligned}
L(\mu, \alpha_1, \beta_j, \gamma_k, \varphi, \sigma^2) = {} & C + \frac{1}{2}\ln(1 - \varphi^2) - \frac{(m+n-1)}{2}\ln(\sigma^2) \\
& - \frac{1}{2\sigma^2}\left[\gamma_1^2(1-\sigma^2) + \sum_{k=2}^{m+n-1}(\gamma_k - \varphi\gamma_{k-1})^2\right] \\
& + \sum_i \sum_j \{y_{ij}\ln(E[r_{ij}]) - E[r_{ij}]\}
\end{aligned}
$$

$$\tag{2.40}$$

此模型关注的重点在于对目标变量进行分解和模型参数进行估计。

（七）估计函数法

福特（Holford，1983）和克莱顿（Clayton，1987）使用估计函数法来计算模型参数。基础模型如下：

$$f(\lambda_{1jk}) = f\left[E(r_{1jk})\right] = f\left[E\left(\frac{\theta_{1jk}}{N_{1jk}}\right)\right] = g_1(a) + g_2(p) + g_3(c) \quad (2.41)$$

（八）内生因子法

福（Fu，2000）在估计函数法基础上，提出基于估计函数和矩阵奇异值分解的内生因子法，并证明内生因子估计值收敛且唯一。任意设计矩阵下 APC 模型参数估计值可以表达为 $B + tB_0$，其中，B 为内生因子（IE），位于与空间 N 正交的子空间 Θ。特殊估计值 B 由广义逆矩阵决定。

（九）特征变量法

奥布莱恩（O'Brien，2000）提出在 APC 模型中引入队列特征变量，使队列特征变量在很大程度解释队列效应，同时，与年龄效应、时期效应不存在线性关系。

$$Y_{1j} = \mu + \alpha_1 + \beta_j + \gamma_k + \varepsilon_{1j} \quad (2.42)$$

（十）非参数因果模型法

温希普和哈丁（Winship & Harding，2008）提出，从结构方程模型角度识别年龄、时期、队列效应对目标变量的作用机理。APC 模型的基本假设为：

$$Y = Xa + e = a_0 + Aa_1 + Pa_2 + Ca_3 + e$$

在其中引入 m 个变量，利用中间变量使模型能够被识别。

最终的模型为：

$$Y = XBc + Uc + v \quad (2.43)$$

（十一）平滑队列模型法

福（2008）提出，将年龄、时期因素视为固定效应，利用非参数平滑样条函数方法估计队列效应。

将队列效应进行平滑处理，定义平滑样条函数 S，使得：

$$S\gamma_k = S(k; \gamma_1, \cdots, \gamma_{a+p+1}), \ k = 1, \cdots, a+p-1 \quad (2.44)$$

$$\sum_{i=1}^{a} \alpha_1 = \sum_{j=1}^{p} \beta_j = \sum_{k=1}^{a+p-1} S\gamma_k = 0 \quad (2.45)$$

福提出两阶段平滑队列模型：第一阶段平滑队列模型定义为队列效应平滑后的 APC 多重分类模型；第二阶段平滑队列模型为年龄效应的 APC 多重分类模型。

（十二）分层模型或混合模型

奥布莱恩（2008）提出，将年龄和时期视为固定效应，将队列效应视为随机效应，建立混合效应模型计算 APC 模型参数估计值。

$$Y_{1j} = \mu + \alpha_1 + \beta_j + \gamma_k + \varepsilon_{1j} \quad (2.46)$$

第四节　非参数 HU 模型

一、非参数 HU 模型概述

非参数 HU 模型先表示死亡率函数。死亡率是表示在年龄区间（x, x+1］上死亡率的条件度量，记为 m_x，定义为在区间上危险率函数 $\lambda(x)$ 的加权平均值。因此死亡率是年龄 x 的函数。

将函数型数据分析的思想运用于中国人口的死亡数据，其基本思路是先拟合该函数，然后在所拟合函数的基础上进行分析。用 $y_i^*(x_i)$ 表示观测的分年龄死亡率数据，t 表示年份，x_i 表示观测年龄，则观测样本可表示为 $\{x_i, y_i^*(x_i)\}$，t = 1，$\cdots$，n，i = 1，$\cdots$，p。对 $y_i^*(x_i)$ 做 Box – Cox 变换：

$$\frac{1}{\lambda}\{[y_i^*(x_i)]^\lambda - 1, \text{ if } 0 < \lambda < 1, y_i^*(x_i)\} = \ln[(y_i^*(x_i))] \text{ if } \lambda = 0$$

$$(2.47)$$

其中，λ 表示变换强度。对变换后的 $y_i(x_i)$ 建模：

模型一：
$$y_t(x_i) = f_i(x_i) + \sigma_i(x_i)\varepsilon_{i,t} \qquad (2.48)$$

模型二：
$$f_t(x) = \mu(x) + \sum_{k=1}^{K} \beta_{t,k}\phi_k(x) + e_t(x) \qquad (2.49)$$

二、模型预测

用一元方法来预测系数时间序列 $\{\hat{\beta}_{t,k}\}$，k = 1，$\cdots$，K。与 Lee – Carter 模型类似，采用 ARIMA 模型实现 $\hat{\beta}_{t,k}$ 的预测。

由模型一、模型二可得到总模型：

$$y_t(x) = \mu(x) + \sum_{k=1}^{k} \beta_{t,k}\phi_k(x) + e_t(x) + \sigma_t(x)\varepsilon_{i,t} \qquad (2.50)$$

观测数据为 $\{y_t(x_i); t = 1, \cdots, n, i = 1, \cdots, p\}$。

h 年的预测为：

$$\hat{y}_{n+h}(x) = \hat{\mu}(x) + \sum_{k=1}^{k} \hat{\beta}_{n+h,k}\phi_k(x) \qquad (2.51)$$

其中，$\hat{\beta}_{n+h,k}$ 表示由时间序列 $\{\hat{\beta}_{t,k}\}$ t = 1，$\cdots$，n 得到的 h 年的预测值。由总模型公式（2.50）可以得到预测方差，由模型的构建过程，可知各成分之间近似正交，因而预测方差使各成分方差之和为：

$$\Delta_{n+h}(x) \approx \hat{\sigma}_\mu^2(x) + \sum_{k=1}^{k} m_{n+h,k}\phi_k^1(x) + r(x) + \sigma_{n+h}^2(x) \qquad (2.52)$$

其中，$\hat{\sigma}_\mu^2(x)$ 由平滑过程得到，$m_{n+h,k}$ 通过时间序列分析得到，$r(x)$ 用 $\hat{e}_t^2(x)$ 在时间上的平均值来近似。$\sigma_{n+h}^2(x)$ 用 $\hat{\sigma}_t^2(x)$ 来近似。

若误差来源于正态分布，于是 $100(1-\alpha)\%$ 的预测区间即 $\hat{y}_{n+h} \pm z_\alpha \sqrt{\Delta_{n+h}(x)}$。

三、P—样条（P – Splines）模型

柯里、德本和艾勒斯（2004）提出了如下形式的 P—样条模型，

$$\log m_{x,y} = \sum_i \sum_j B_i(x) B_j(y) \theta_{ij} \tag{2.53}$$

其中，$B()$ 为基样条，$B_i(x)$ 和 $B_j(y)$ 分别为年龄 x 与时代 y 的函数，艾勒斯和马克斯（1996）针对该模型，采用年龄和日历年（时代）两个因素的双惩罚函数对 θ_{ij} 进行平滑。

理查德、科比和柯里（2006）对式（2.53）提出了改进，

$$\log m_{x,y} = \sum_i \sum_k B_i(x) B_k(y-x) \theta_{ik} \tag{2.54}$$

该模型用出生年（y – x）代替了年龄 x 进行平滑，将世代效应引入模型中，使该模型能够考虑世代效应对死亡率的影响。

第三章

高龄人口死亡率的年龄外推模型

第一节 **Gompertz 模型**

Gompertz 模型的表达式如下：

$$\mu_x = BC^x \tag{3.1}$$

其中，参数 $B > 0$，$C > 0$，x 为年龄，μ_x 为年龄 x 岁的人的死亡力。越（2002）通过 q_x 与 μ_x 在生存模型中的函数关系，并且对该函数关系式进行对数变换，得到 Gompertz 模型的另外一种表达形式：

$$\log[-\log(1-q_x)] = \log B + \log(C-1) - \log(\log C) + x\log C \tag{3.2}$$

应用普通最小二乘法（OLS）便可得到 B 和 C 的参数估计值。

除普通最小二乘法之外还有两种参数估计方法：加权最小二乘参数估计方法和极大似然参数估计法。

1. 加权最小二乘参数估计方法

在高龄人口中，不同年龄的人口暴露数不同，因此，采用加权最小二乘法（WLS）可以得到更加理想的参数估计结果。

$$\min_{\alpha, \beta} \sum_x w_x [\log(-\log p_x) - \alpha - \beta x]^2 \tag{3.3}$$

其中，w_x 为权数。采用加权最小二乘法有很多的限制因素，如当 p_x 的观测值为 0 或 1 时。为了克服这些限制，可以采取非线性最大化的加权最小二乘法，即：

$$\min_{B,C} \sum_x w_x (p_x - e^{-BC^x(C-1)/\log C})^2 \qquad (3.4)$$

非线性最大化的加权最小二乘法可以采用数值计算的方法得到参数估计结果，如 Newton – Raphson 迭代法。

2. 极大似然参数估计法

假设高龄人口中，每个年龄的死亡率人数均服从于二项分布，这样便可以得到参数的联合似然函数为：

$$\log L(B, C) = \sum_x (n_x - d_x)\log p_x + d_x \log(1 - p_x) \qquad (3.5)$$

将非线性最大化的思想加入极大似然估计中，可以得到极大化上式的同等表达式为：

$$\min_{B,C} \sum_x \left[(n_x - d_x)BC^x(C - 1)/\log C - d_x \log(1 - e^{-BC^x(C-1)/\log C}) \right]$$

$$(3.6)$$

式（3.6）可以采用数值计算的方法得到参数估计结果。

第二节 Coale – Kisker 模型

科尔和基斯克（Coale & Kisker，1990）提出的 Coale – Kisker 模型（简称 C – K 模型），包含两个基本假设：①85 岁以上人口死亡率的增加幅度是随着年龄增长而线性下降的；②110 岁人口的死亡率是不随时间变化而变化的，是一个固定值，且男性人口死亡率为 1，女性人口死亡为 0.8。

Coale – Kisker 模型首先定义一个 k_x，

$$k_x = \ln m_x - \ln m_{x-1} \qquad (3.7)$$

根据假设（1），可得：

$$k_x = k_{85} + s(x - 85) \qquad (3.8)$$

其中，s 为 k_x 变动的斜率。由式（3.7）和式（3.8）可得：

$$m_x = m_{84} \exp\left\{ \sum_{y=85}^{x} \left[k_{85} + s(y-85) \right] \right\} \tag{3.9}$$

其中，$x = 85$，86，…，将 $x = 110$ 带入上式，便可得到 s 的计算结果，为：

$$s = -\frac{1}{325}\left[\ln\left(\frac{m_{84}}{m_{110}} \right) + 26k_{85} \right] \tag{3.10}$$

根据假设（2），科尔和基斯克尔（1990）提出了如下估计 m_{84} 和 k_{85} 的方法：

$$\hat{m}_{84} = \frac{m_{82} + m_{83} + m_{84} + m_{85} + m_{86}}{5} \tag{3.11}$$

$$\hat{k}_{85} = \frac{1}{7}\ln\left(\frac{m_{88}}{m_{81}} \right) \tag{3.12}$$

根据以上各步的计算结果，C - K 模型只需 81 ~ 88 岁人口死亡率数据，便可以推算出高龄人口死亡率数据。

该 C - K 模型需要的高龄人口死亡统计的样本数较少，随着死亡统计数的不断增加，m_{110} 去固定值的假设便不合适。对 C - K 模型进行改进：

$$m_x = m_{84} \exp\left\{ (x-84)k_{85} + \frac{(x-84)(x-85)}{2}s \right\} \tag{3.13}$$

将此式调整，得：

$$\ln(m_x) = \ln(m_{84}) + (x-84)k_{85} + \frac{(x-84)(x-85)}{2}s \tag{3.14}$$

从式（3.14）可以看出，85 岁以上人口的死亡率满足下式：

$$\ln(m_x) = A + Bx + Cx^2 + \varepsilon \tag{3.15}$$

其中，A、B、C 三个参数可通过最小二乘法估计得到。与改进前的 C - K 模型相比，改进后的模式不需要假设 m_{110} 取值为固定值，用到的数据是 85 岁以上所有年龄人口的死亡数据，改进后的模型得到的数据则更为准确。

第三节　极值理论模型

阿尔森和德汉（1994）构造了人类寿命分布的有限上界，假设超过

门限年龄 N 的随机变量的极限分布服从广义帕累托分布,

$$P(X - N \leqslant y \mid X > N) \approx F_Y(y) = 1 - \left(1 + \gamma \frac{y}{\theta}\right)^{-1/\gamma} \quad (3.16)$$

可进一步得到,超过门限年龄 N 的高龄人口生存分布也服从广义帕累托分布,

$$\frac{s(x)}{s(N)} = \left[1 + \gamma\left(\frac{x - N}{\theta}\right)\right]^{-1/\gamma} \quad (3.17)$$

在式 (3.17) 中,常设定小于门限年龄 N 的生存分布为 Gompertz 分布,大于则取广义帕累托分布,N 由最优拟合结果来定。模型的参数估计可以构造如下极大似然 (MLE) 函数来实现。

$$L(B, C, \gamma, \theta; N) = \prod_{x=k}^{N-1}\left[\frac{s(x) - s(x+1)}{s(k)}\right]^{d_x}\left[\frac{s(N)}{s(k)}\right]^{l_{100}} \quad (3.18)$$

其中,人口死亡率的样本数据为年龄大于 k 岁的人,式 (3.18) 的计算步骤具体可以参见段白鸽和孙佳美 (2012) 的方法。

对模型参数的估计,可利用 MLE 方法。考虑到 65 岁及以上高年龄段人口的死亡率模型,其似然函数可以表示为:

$$L(B, C, \gamma, \theta; N) = \prod_{x=k}^{N-1}\left[\frac{s(x) - s(x+1)}{s(k)}\right]^{d_x}\left[\frac{s(N)}{s(k)}\right]^{l_{100}} \quad (3.19)$$

从 (3.19) 中可以看出,对于年龄 x = 65,…,99 来说,数据使间隔审查的,这可以通过似然函数中活过 65 岁的每个个体在 x 岁和 x + 1 岁的死亡概率来体现。对于 x = 100,数据是右端截尾的,这可以通过似然函数中活过 65 岁的每个个体也活过 100 岁的生存概率来体现。为了选择出最优的门限年龄 N,需要设置参数初值,逐步循环计算,最终使得 Gomperz 分布和 GP 分布选择同一门限年龄时,似然函数最大。因此考虑门限年龄 N 的似然函数可以表示:

$$L(B, C, \gamma, \theta, N) = \prod_{x=65}^{N-1}\left[\frac{s(x) - s(x+1)}{s(65)}\right]^{d_x}\left[\frac{s(N)}{s(65)}\right]^{l_N}$$

$$\times \prod_{x=N}^{99}\left[\frac{s(x) - s(x+1)}{s(N)}\right]^{d_x}\left[\frac{s(100)}{s(N)}\right]^{l_{100}}$$

$$(3.20)$$

进一步，将式分解为两部分：

$$L_1(B, C; N) = \prod_{x=65}^{N-1}\left[\frac{s(x) - s(x+1)}{s(65)}\right]^{d_x}\left[\frac{s(N)}{s(65)}\right]^{l_N}$$

$$= \prod_{x=65}^{N-1}\left[s(x) - s(x+1)\right]^{d_x}\left[\frac{s(N)}{s(65)^{l_{65}}}\right]^{l_N}$$

$$= \prod_{x=N}^{99}\left[\frac{s(x) - s(x+1)}{s(N)}\right]^{d_x}\left[\frac{s(100)}{s(N)}\right]^{l_{100}} \tag{3.21}$$

对应的对数似然函数分别是：

$$\ln L_1(B, C; N) = \sum_{x=65}^{N-1}d_x\ln[s(x) - s(x+1)] + l_N\ln[s(N)]$$
$$- l_{65}\ln[s(65)] \tag{3.22}$$

$$\ln L_2(\gamma, \theta; N) = \sum_{x=N}^{99}d_x\ln\left[\frac{s(x) - s(x+1)}{s(N)}\right] + l_{100}\ln\left[\frac{s(100)}{s(N)}\right]$$
$$\tag{3.23}$$

在此基础上，给出在 MLE 方法中最优门限年龄 N 和估计模型参数的具体步骤。

步骤 1：设定 N = 98。首先，最大化似然函数 $\ln L_1(B, C; N)$，得到参数 B 和 C 的估计值。其次，最大化似然函数 $\ln L_2(\gamma, \theta; N)$，得到参数 γ 和 θ 的估计值。最后，计算 $\ln L_1(B, C; N) + \ln L_2(\gamma, \theta; N)$ 的值。

步骤 2：对于 N = 97，96，…，85，重复步骤 1。

步骤 3：找出使 $\ln L_1(B, C; N) + \ln L_2(\gamma, \theta; N)$ 最大的 N 值，即为最优的门限年龄。在这一最优门限年龄下的模型参数 B、C、γ 和 θ 的极大似然估计即为最终选定的模型参数估计值。

第四节 Logistic 模型

荷兰数学家弗赫斯特（Verhulst，19 世纪中叶）提出了 Logistic 模型，该模型在人口死亡率年龄外推中也得到了很好的应用，模型形式如下：

$$\mu_x = c + \frac{ae^{bx}}{1 + de^{bx}} \qquad (3.24)$$

将该模型变形后，可以得到两参数的 Logistic 模型——Kannisto 模型，其表达式为：

$$\mu_x = \frac{ae^{bx}}{1 + a(e^{bx} - 1)} \qquad (3.25)$$

关于 Logistic 模型参数估计方法已经很成熟，此处不再赘述。

第四章

人口死亡率修匀模型

一维参数修匀模型

最早用于参数修匀的是 Gompertz 模型方法和 Makeham 模型方法。这两个模型尤其适用于高年龄组的死亡率修匀，而不能对青年和中年阶段的死亡率进行很好的修匀。因此，本节重点介绍全年龄段的参数修匀方法。

一、Heligman – Pollard 模型

赫利格曼和波拉德（Heligman & Pollard，1980）首次提出了全年龄段的参数修匀方法。该方法具有 8 个参数，其表达式共用 3 种形式，分别为：

Heligman – Pollard Ⅰ：

$$\frac{q_x}{1-q_x} = A^{(x+B)^C} + D \cdot \exp\left[-E(\ln x - \ln F)^2\right] + G \cdot H^{x-x_0} \quad (4.1)$$

Heligman – Pollard Ⅱ：

$$\frac{q_x}{1-q_x} = A^{(x+B)^C} + D \cdot \exp\left[-E(\ln x - \ln F)^2\right] + \frac{G \cdot H^x}{1+K \cdot G \cdot H^x} \quad (4.2)$$

Heligman – Pollard Ⅲ：

$$\frac{q_x}{1-q_x} = A^{(x+B)^C} + D \cdot \exp\left[-E(\ln x - \ln F)^2\right] + \frac{G \cdot H^{x^k}}{1 + K \cdot G \cdot H^{x^k}} \quad (4.3)$$

联合国建议采取第一个模型作为世界各国死亡率修匀的参考，并且在一些发达国家，该模型的应用已经取得了较好的效果。另外，为了简化模型参数，实现模型在计算过程中的优势，联合国将模型简化为：

$$\frac{q_x}{1-q_x} = A^{(x+B)^C} + D \cdot \exp\left[-E(\ln x - \ln F)^2\right] + G \cdot H^x \quad (4.4)$$

其中，x 为年龄，q_x 是年龄为 x 岁的人在 1 年内的死亡率，$A^{(x+B)^C}$ 为幼儿时期死亡率的变动情况，$D \cdot \exp\left[-E(\ln x - \ln F)^2\right]$ 为青壮年时期死亡率的变动情况，$G \cdot H^{x-x_0}$ 为老年时期死亡率的变动情况。

二、Carriere 模型

卡列雷（1992）提出一个由多个简单参数模型组合而成的混合参数模型，其主要组成部分为 Gompertz 模型和 Weibull 分布模型。Carriere 模型将人的生命周期分为幼儿期、青少年期和成年期。

（一）幼儿期

卡列雷认为幼儿期，生存函数服从于 Weibull 分布，即：

$$s(x) = \exp\left\{-\left(\frac{x}{m}\right)^{m/\sigma}\right\} \quad (4.5)$$

其概率密度函数为：

$$f(x) = \frac{1}{\sigma}\left(\frac{x}{m}\right)^{\frac{m}{\sigma}-1} \cdot \exp\left\{-\left(\frac{x}{m}\right)^{m/\sigma}\right\} \quad (4.6)$$

死力函数为：

$$\mu_x = \frac{1}{\sigma}\left(\frac{x}{m}\right)^{\frac{m}{\sigma}-1} \quad (4.7)$$

（二）青少年期

卡列雷认为青少年期，生存函数服从于逆 Gompertz 分布或逆 Weibull 分布。当青少年期生存函数为逆 Gompertz 分布时，其生存函数表达式为：

$$s(x) = \frac{1 - \exp\{-e^{-(x-m)/\sigma}\}}{1 - \exp\{-e^{m/\sigma}\}} \tag{4.8}$$

概率密度函数为：

$$f(x) = \frac{\dfrac{1}{\sigma}\exp\left\{-\dfrac{x-m}{\sigma} - e^{-(x-m)/\sigma}\right\}}{\exp\{e^{-(x-m)/\sigma}\} - 1} \tag{4.9}$$

死力函数为：

$$\mu_x = \frac{\dfrac{1}{\sigma}\exp\left\{-\dfrac{x-m}{\sigma}\right\}}{\exp\{e^{-(x-m)/\sigma}\} - 1} \tag{4.10}$$

当青少年期生存函数为逆 Weibull 分布时，其生存函数表达式为：

$$s(x) = 1 - \exp\left\{-\left(\frac{x}{m}\right)^{-m/\sigma}\right\} \tag{4.11}$$

其概率密度函数为：

$$f(x) = \frac{1}{\sigma}\left(\frac{x}{m}\right)^{-\frac{m}{\sigma}-1} \cdot \exp\left\{-\left(\frac{x}{m}\right)^{-m/\sigma}\right\} \tag{4.12}$$

死力函数为：

$$\mu_x = \frac{\dfrac{1}{\sigma}\left(\dfrac{x}{m}\right)^{-\frac{m}{\sigma}-1}}{\left\{\exp\left[-\left(\dfrac{x}{m}\right)^{-m/\sigma}\right] - 1\right\}} \tag{4.13}$$

（三）成年期

卡列雷认为，成年期生存函数服从改进的 Gompertz 分布，其选取的死力函数为：

$$\mu_x = \frac{1}{\sigma}\exp\left\{\frac{x-m}{\sigma}\right\} \tag{4.14}$$

生存函数为：

$$s(x) = \exp(e^{-\frac{m}{\sigma}} - e^{\frac{x-m}{\sigma}}) \tag{4.15}$$

三、修正的 Heligman – Pollard 模型

袁（Yuen，1997）结合了 Carriere 模型的思想，对 Heligman – Pollard 模型进行修正，其修正后的模型为：

$$\frac{q_x}{1-q_x} = A^{(x+B)^C} + D \cdot \frac{E \cdot F^x \cdot \ln(1/F) \exp(-E \cdot F^x)}{1 - \exp(-E)} + G \cdot H^x \tag{4.16}$$

修正的 Heligman – Pollard 模型与 Heligman – Pollard 模型均是 8 参数模型，最大的改进在于将青少年时期的年龄中位数引入到模型中，使得修匀结果更加稳健。

四、修正的 Carriere 模型

周世宏（2001）对 Carriere 模型进行修正，其修正后的生存函数为：

$$s(x) = \psi_1 \cdot s_1(x) + \psi_2 \cdot s_2(x) + \psi_3 \cdot s_3(x) \tag{4.17}$$

其中，

$$\psi_1 + \psi_2 + \psi_3 = 1 \tag{4.18}$$

$$s_1(x) = \exp\left\{ -\left(\frac{x}{m_1}\right)^{\frac{m_1}{\sigma_1}} \right\} \tag{4.19}$$

$$s_2(x) = \left\{ 1 - \exp\left[-\left(\frac{x}{m_2}\right)^{\frac{m_2}{\sigma_2}} \right] \right\} \tag{4.20}$$

$$s_3(x) = \exp(-z \cdot x + e^{-\frac{m_3}{\sigma_3}} - e^{\frac{x-m_3}{\sigma_3}}) \tag{4.21}$$

修正的 Carriere 模型与 Carriere 模型（1992）相比较，修正模型将 Gompertz 分布换成了 Makeham 分布，使得模型与数据的拟合度更高，修匀效果更为理想。

第二节 一维非参数修匀模型

一、移动加权平均修匀

移动加权平均修匀方法（M－W－A方法），最早由德弗雷斯特（De-Forest），1870年提出来的。由于M－W－A方法简单、实用，且修匀效果可以接受，因此，在没有进入计算机时代之前非常流行。

M－W－A方法的基本公式为：

$$v_x = \sum_{r=-n}^{n} a_r u_{x+r} \tag{4.22}$$

其中，

$$a_r = a_{-r}, \ r = 1, \ 2, \ \cdots, \ n \tag{4.23}$$

由于M－W－A方法在r从－n到n上是中心对称的，因此，该方法存在端值问题。也就意味着，当u_a和u_b分别是最小和最大的u_x时，据此得到的最小和最大的v_x并不是v_a和v_b，而是v_{a+n}和v_{b+n}。由于这些问题的存在，使得M－W－A方法在目前的死亡率修匀方面很少使用。

二、Whittaker 修匀

惠特克（Whittaker，1923）提出并发展了Whittaker修匀方法，并且随后亨德森（1925）对该模型也做出了重大的贡献。Whittaker修匀的表达式如下：

$$M = F + hS = \sum_{x=1}^{n} w_x (v_x - u_x)^2 + h \sum_{x=1}^{n-z} (\Delta^2 v_x)^2 \tag{4.24}$$

为了使得M达到最小，则z在集合Z中取值，且有Z = {2, 3, 4}；h为光滑因子；w_x 为权重值，w_x 的取值为：

$$w_x = \frac{n_x}{v_x(1 - v_x)} \tag{4.25}$$

其中，n_x 为样本容量。修匀结果的计算，可以通过求偏导数的方法得到，即：

$$\frac{\partial M}{\partial v_r} = 0, \ r = 1, \ 2, \ \cdots, \ n \tag{4.26}$$

上述过程可以写成矩阵的形式为：

$$M = (v - u)'w(v - u) + h(K_z v)'K_z v \tag{4.27}$$

求偏导后的结果为：

$$(w + hK_z'K_z)v = wu \tag{4.28}$$

其中，$w + hK_z'K_z$ 为非奇异矩阵，则：

$$v = (w + hK_z'K_z)^{-1}wu \tag{4.29}$$

Whittaker 修匀方法克服了端值问题，使得在死亡率修匀领域该方法的应用更加广泛。

三、Bayesian 修匀

基梅尔道夫和琼斯（1967）首次将 Bayesian 方法运用到人口死亡率的修匀中，希克曼和米勒（1977）对人口死亡率的 Bayesian 修匀方法做出了重大的贡献。希克曼和米勒（1979）将人口死亡率的 Bayesian 修匀方法推广到二维。

标准的 Bayesian 修匀方法可以分为四个步骤：

步骤 1，获得需要估计的死亡率序列 t_x，并得到 t_x 的先验概率分布，$f_T(t)$。

步骤 2，根据给定的 t_x 序列，得到观察数据 u_x 的条件概率分布，$f_{U/T}(u/t)$。

步骤 3，根据 Bayesian 定理获得序列 t_x 的后验分布，即：

$$f_{T/U}(t/u) = \frac{f_{U/T}(u/t) \cdot f_T(t)}{f_U(u)} \quad\quad (4.30)$$

步骤 4，根据后验分布，并且选择适当的评判标准，得到死亡率的修匀值 v_x。

四、其他参数修匀方法概述

卡布斯和哈勃曼（1983）提出了核修匀方法，该方法可以有效克服 M－W－A 方法的端值问题，并且可以通过计算机实现，简单明了。另外，随着计算机的发展与统计技术的普及，样条修匀、局部加权回归（Locally Weighted Regression，LOESS）、广义可加模型（Generalized Additive Models，GAM）等方法开始在精算领域广泛使用。此处对这些方法不再赘述，关于这方面的代表性文献可以参考王、穆勒和卡普拉（1998），王（2005）、德邦、蒙特斯和萨拉（2006），罗查内维斯和米尼安（2007）。

第三节　二维泊松 P—样条修匀模型

一、一维泊松 P—样条模型

假设 $Y_{i,j}$ 为日历年 j 年龄为 i 岁的死亡人数，且 $Y_{i,j}$ 服从一个泊松分布，即：

$$Y_{i,j} \sim \text{Possion}(E_{i,j}, \mu_{i,j}) \quad\quad (4.31)$$

其中，$E_{i,j}$ 为日历年 j 年龄为 i 岁人的暴露数，$\mu_{i,j}$ 为日历年 j 年龄为 i 岁人的死亡率。

为了计算和处理的方便，动态死亡率数据通常表示为较为规则的矩阵形式。对于每一个年龄和日历年、死亡人数和暴露数均为 m × n 的矩阵，且分别用 y 和 e 来表示，其中，矩阵的行（m）表示年龄，矩阵的列（n）表示日历年。同时，也可以将死亡率数据表示为向量的形式，则死亡人数和暴露数的向量表示形式分别为 y 和 e。另外，死亡率数据也可以成是一维的，即用特定的行（或列）来表示年龄（或日历年）。

在一维泊松 P—样条模型中，首先应定义一个相同空间的回归基样条：B—样条，且有 B ∈ R$^{m \times k}$。同时，定义与 B—样条相关联的参数为 θ。这样，便可以得到一维泊松 P—样条模型为：

$$\ln E(y) = \ln e + \ln \mu = \ln e + B\theta \tag{4.32}$$

艾勒斯和马克斯（1996）认为，选取一个相对较大的基样条，再加上一个惩罚 P，来确定参数 θ 的估计值。然而，这种方法将会产生过度拟合现象，不能够保证修匀后的死亡率数据的光滑性。柯里（2004）对上述方法提出了改进，通过迭代重加权最小二乘法（IRWLS）算法，可以得到参数 θ 的估计结果，即：

$$(B^T \tilde{W} B + P) \tilde{\theta} = B^T \tilde{W} \tilde{z} \tag{4.33}$$

其中，$\tilde{z} = \dfrac{y - e\tilde{\mu}}{e\tilde{\mu}} + B\tilde{\theta}$，且 $\tilde{\mu}$ 和 $\tilde{\theta}$ 为参数估计值，是式（4.33）迭代优化，收敛时的解。$\tilde{W}$ 为权重矩阵，是一个对角阵，即 $\tilde{W} = \text{diag}(e\tilde{\mu})$。

另外，通过广义线性模型（GLM）的拟合，可以得到惩罚 P 的具体形式为：

$$P = \lambda D_d^T D_d \tag{4.34}$$

其中，矩阵 D_d 的构造为 $D_d \theta = \Delta^d \theta$。

二、二维泊松 P—样条模型

（一）二维泊松 P—样条模型构建

构建二维泊松 P—样条模型，首先应定义一个二维回归的 B—样条。关于二维 B—样条的构建，艾勒斯和马克斯（2002）、柯里（2004）、艾勒斯（2006）分别进行过探讨。为了表达形式的清晰，以列向量的形式来表示动态死亡率矩阵，即 $y = vec(Y)$，$e = vec(E)$，$\mu = vec(M)$。同时，令 B_a 为基于年龄 x_a 的 $m \times k_a$ 维的 B—样条的回归矩阵，B_y 为基于日历年 x_y 的 $n \times k_y$ 维的 B—样条的回归矩阵。则二维泊松 P—样条模型的回归矩阵为 $B = B_y \otimes B_a$。

类似于一维泊松 P—样条模型，二维泊松 P—样条模型的表达式可以写为：

$$\ln E(y) = \ln e + \ln\mu = \ln e + (B_y \otimes B_a)\theta = \ln e + B\theta \qquad (4.35)$$

在式（4.35）中，θ 是一个 $k_a \times k_y$ 维的矩阵 A，即 $\theta = vec(A)$，则二维泊松 P—样条模型的表达式还可以写为：

$$\ln E(Y) = \ln E + \ln M = \ln E + B_a A B_y^T \qquad (4.36)$$

根据克罗内克积的形式内涵，针对矩阵 A 的行和列分别加入两个独立的惩罚参数，并分别定义量两个差分矩阵，即 D_a 和 D_y。通过迭代重加权最小二乘法（IRWLS）算法，可以得到二维泊松 P—样条模型的惩罚函数为：

$$P = \lambda_a(I_{k_y} \otimes D_d^T D_d) + \lambda_y(D_d^T D_d \otimes I_{k_a}) \qquad (4.37)$$

其中，λ_a 和 λ_y 分别为年龄和日历年的平滑参数。I_{k_a} 和 I_{k_y} 分别为维度为 k_a 和 k_y 的单位阵。

（二）广义线性阵列模型（GLAM）方法

理论上，可以通过 IRWLS 算法直接估计二维泊松 P—样条模型的参数 θ。然而，动态死亡率矩阵规模较大，通过克罗内克积运算后的 B—样条回归矩阵规模更大，处理起来难度较大。甚至矩阵 $B^T \tilde{W} B$，在二维情况下采用 IRWLS 算法，也很难保证结果很快的收敛，增加了计算难度。

为了克服以上困难，艾勒斯（2006）和柯里（2006）提出了广义线性阵列模型（GLAM）方法。通过定义 $G(X)$ 函数为 $n \times c$ 维矩阵 X 的行张量函数，则有：

$$G(X) = [X \otimes 1^T] \cdot [1^T \otimes X], \ n \times c^2 \tag{4.38}$$

其中，1 为长度为 c 的单位向量。

根据式（4.33）二维形式下的表达式可以写为：

$$(B_y \otimes B_a)^T W(B_y \otimes B_a) \equiv G(B_a)^T \widetilde{W} G(B_y) \tag{4.39}$$

其中，$\widetilde{W}$ 为 $m \times n$ 阶的权重矩阵，且 $\widetilde{W} = \mathrm{diag}(W)$。该式在计算方面具有较大优势，首先该式等号右边不再需要计算矩阵 $B = B_y \otimes B_a$，另外等号右边矩阵的维度也小于左边的维度。

（三）参数估计

1. 修匀参数的选择标准

在二维泊松 P—样条模型中，我们应该给出一个修匀参数的选择标准，使得模型估计结果达到最优。于是，选择 AIC 准则和 BIC 准则作为评价标准。

为构造二维泊松 P—样条模型下的 AIC 准则和 BIC 准则表达式，首先定义泊松数据下的偏差为：

$$\mathrm{Dev} = 2 \sum \left\{ y \cdot \ln\left(\frac{y}{\hat{y}}\right) \right\} \tag{4.40}$$

另外，模型的自由度（Degrees of Freedom）为 $DF = \mathrm{tr}(H)$。

其中，H 为帽子阵（Hat - Matrix），可以通过式（4.39）得到，即：

$$H = B(B^T \hat{W} B + P)^{-1} B^T \hat{W} \tag{4.41}$$

其中，$\hat{W}$ 为式（4.39）收敛后的最后一次迭代得到的权数。在二维泊松 P—样条模型下，通过固定 (λ_a, λ_y) 的值，则可以计算得到偏差（Dev）和自由度（DF）的值。这样，便可以得到 AIC 准则和 BIC 准则的表达式分别为：

$$\mathrm{AIC}(\lambda_a, \lambda_y) = \mathrm{Dev} + 2DF \tag{4.42}$$

$$\mathrm{BIC}(\lambda_a, \lambda_y) = \mathrm{Dev} + \ln(m \cdot n) \cdot DF \tag{4.43}$$

2. 过离散化问题处理

假设死亡人数服从泊松分布，泊松数据的过离散化问题值不可忽视。

布雷思洛（Breslow，1984）、卡梅隆和特里维迪（Cameron & Trivedi，1986）的研究显示，人口数据和精算数据，在泊松分布假设下，往往会出现过离散化问题。

针对泊松分布假设下的过离散化问题，麦卡拉和内尔德（McCullagh & Nelder，1989）、卡梅隆和特里维迪（1998）放弃了经典泊松假设下的约束，将方差看成是均值的一个函数，随均值的变动进行调节，即：

$$Var(y) = \varphi^2 \upsilon(e\mu) \tag{4.44}$$

其中，$\upsilon(\cdot)$ 是方差函数，φ^2 是离散化参数。其中惩罚设置采用 IRWLS 算法，整体模型的估计采用惩罚伪似然估计，估计结果为：

$$(B^T \tilde{W}_{\varphi^2} B + P) \, \tilde{\theta} = B^T \tilde{W}_{\varphi^2} \, \tilde{z} \tag{4.45}$$

其中，$\tilde{W}_{\varphi^2} = \dfrac{\tilde{W}}{\varphi^2}$，工作变量 $\tilde{z}$ 与过离散化参数 φ^2 无关，而过离散化参数 φ^2 与模型参数 $\tilde{\theta}$ 相关，且 $\varphi^2 > 1$。在一维泊松 P—样条模型中，过离散化参数的计算公式为：

$$\varphi^2 = \frac{Dev}{m - DF} \tag{4.46}$$

这样，便可以进一步计算，得到过离散一维泊松 P—样条模型中 AIC 与 BIC 准则分别为：

$$AIC = \frac{Dev}{\varphi^2} + 2DF \tag{4.47}$$

$$BIC = \frac{Dev}{\varphi^2} + \ln(m) \cdot DF \tag{4.48}$$

将式（4.46）和式（4.47）推广到二维泊松 P—样条模型中，只需将 m 换为 nm 即可。

二维离散 Beta 核修匀模型

一、模型介绍

卡布斯和哈勃曼（1983）最早将非参数的核回归方法引入到死亡率的修匀中，提出了死亡率修匀的核方法。加文、哈勃曼和维罗尔（1993）将上述方法推广到了经典的 M－W－A 方法，并解决了 M－W－A 方法的端值问题。但该方法中核函数是对称函数，因此存在边界偏差现象。张志强等（2005）认为，在死亡率的修匀过程中，对称核方法存在着边界偏差这种现象，将非对称核密度估计用于死亡率的修匀，即用 Gamma 核来替换对称核函数，修匀效果较为理想。采用离散 Beta 核方法，对死亡率数据进行修匀，不仅解决了边界偏差问题，而且能够获取较为理想的修匀效果。将离散 Beta 核方法推广到二维（年龄和日历年），并且与其他核修匀方法进行比较，得到的二维修匀结果最优。因此，选取二维离散 Beta 核修匀方法，对我国人口死亡率进行修匀。

（一）模型建立

设随机变量 X 表示年龄，随机变量 Y 表示日历年，在日历年 y 年龄为 x 岁的死亡人数为 d(x, y)。d(x, y) 服从二项分布，即：

$$d(x, y) \sim Bin[e(x, y), q(x, y)] \tag{4.49}$$

其中，e(x, y) 为日历年 y 年龄为 x 岁的人口暴露数，q(x, y) 为日历年 y 年龄为 x 岁的未知的真实死亡率。

定义 Z 为一个二维离散随机变量（年龄和日历年），其取值空间为 Z = {a_z, b_z}。当只有年龄一个随机变量时，则 Z 由 X 所代替；当只有日历年一个随机变量时，则 Z 由 Y 所代替。Z 为一个二维离散随机变量（年龄和日历年），其取值空间为 $Z = \{a_z, b_z\}$。当只有年龄一个随机变量时，则 Z 由 X 所代替；当只有日历年一个随机变量时，则 Z 由 Y 所代替。

二维离散 beta 核为：

$$k_{h_Z}(z; m_Z) = \left(z - a_Z + \frac{1}{2}\right)^{\frac{m_Z - a_Z + \frac{1}{2}}{h_Z(c_Z + 1)}} \left(b_Z + \frac{1}{2} - z\right)^{\frac{b_Z + \frac{1}{2} - m_Z}{h_Z(c_Z + 1)}}, \ z \in Z \quad (4.50)$$

其中，$c_Z = b_Z - a_Z$，h_Z 为带宽，将上式标准化为：

$$K_{h_Z}(z; m_Z) = \frac{k_{h_Z}(z; m_Z)}{\sum\limits_{\omega \in Z} k_{h_Z}(\omega; m_Z)}, \ z \in Z \quad (4.51)$$

定义粗死亡率为 $\dot{q}(x, y)$，是与真实的未知死亡率 $q(x, y)$ 相对应的。其中，x 表示年龄，y 表示日历年，且 $x \in X$，$y \in Y$。则在离散 beta 核估计下的粗死亡率的估计值为：

$$\hat{q}(x, y) = \sum_{u \in X} \sum_{v \in Y} K_{h_X, h_Y}(u, v; m_X = x, m_Y = y)$$
$$\dot{q}(u, v), \ (x, y) \in X \times Y \quad (4.52)$$

其中，

$$K_{h_X, h_Y}(x, y; m_X, m_Y) = K_{h_X}(x; m_X) K_{h_Y}(y; m_Y), \ (x, y) \in X \times Y$$
$$(4.53)$$

（二）设置带宽自适应

为了实现二维离散 Beta 核的修匀过程，将带宽设置为一个随观测数据的可靠性而变动的函数，而不是简单地将带宽 h_Z 限制为一个固定值。当数据的可靠性较高时，则带宽 h_Z 的值较小，则粗死亡率的估计值的拟合度较高；当数据的可靠性较低时，则带宽 h_Z 的值较大，则粗死亡率的估计值的光滑性较高。这种方法便是核估计的带宽自适应方法，带宽 h_Z 由可靠性 $l_Z(z)$ 和敏感性参数 s 决定。

带宽自适应的表达式为：

$$h_Z(z; s_Z) = h_Z [l_Z(z)]^{s_Z}, \ z \in Z \quad (4.54)$$

其中，h_Z 为全局带宽，敏感性参数 s 为局部因子，且 $s \in [0, 1]$。可靠性

$l_Z(z)$ 决定着局部因子 s 的大小，而局部因子 s 控制着可靠性 $l_Z(z)$ 不会出现极端的偏差。当局部因子 $s = 0$ 时，此时则消除了可靠性 $l_Z(z)$ 在选择带宽时的作用，则此时便成了固定带宽问题。

其中，$d \sim Bin[e(z), \tilde{q}(z)]$，其中 $\tilde{q}(z)$ 是 $q(z)$ 的最大似然估计值。因此，可靠性 $l_Z(z)$ 经常采用变异的相对测量方法，则变异系数（Variation Coefficient，VC）的计算公式为：

$$VC(z) = \frac{\sqrt{e(z)\,\tilde{q}(z)[1 - \tilde{q}(z)]}}{e(z)\,\tilde{q}(z)}, \ z \in Z \qquad (4.55)$$

则，在 $[l_Z(z)]^{s_Z} \in [0, 1]$ 的条件下，则可靠性 $l_Z(z)$ 的表达式为：

$$[l_Z(z)] = \frac{VC(z)}{\sum\limits_{\omega \in Z} VC(\omega)}, \ z \in Z \qquad (4.56)$$

（三）带宽与敏感性参数的选择

非参数核方法作为数据驱动的模型方法，带宽的选择十分重要。其中，交叉核实法（Cross - Validation）是带宽选择的常用方法。在二维离散 Beta 核的死亡率修匀过程中，带宽 h_Z 的选择，是通过最小化 CV 统计量来实现的，其统计量的表达式为：

$$CV(h_Z) = \sum\limits_{z \in Z} res^2[\dot{q}(z), \hat{q}_{-z}(z)] \qquad (4.57)$$

其中，$res[\dot{q}(z), \hat{q}_{-z}(z)]$ 为 z 点处的残差（Residual），$\dot{q}(z)$ 为 z 点处的粗死亡率，$\hat{q}_{-z}(z)$ 的计算公式为：

$$\hat{q}_{-z}(z) = \sum\limits_{\substack{v \in Z \\ v \neq z}} \frac{k_{h_Z}(v; \ m_Z = z)}{\sum\limits_{\substack{w \in Z \\ w \neq z}} k_{h_Z}(w; \ m_Z = z)} \dot{q}(z) \qquad (4.58)$$

然而，在死亡率修匀中经常采用残差的比例差分形式（赫雷格曼和波拉德，1980），其表达式为：

$$res[\dot{q}(z), \hat{q}_{-z}(z)] = \frac{\hat{q}_{-z}(z)}{\dot{q}(z)} - 1 \qquad (4.59)$$

第二篇
长寿风险模型应用

第五章

中国人口死亡率随机性分析

本章将人口死亡率的变动分解为随机波动性与趋势性。认为短期死亡率的随机波动性要强于趋势性，整体而言波动性较大；而长期死亡率的趋势性强于随机波动性，整体而言趋势性较为明显。并根据人口死亡率的波动性与趋势性的强弱，来选择死亡率的预测方法。

本章针对死亡率的改善因子进行建模，然后将死亡率改善因子随机化，得到未来死亡率的随机效应。该方法克服了中国人口死亡率的历史数据较少这一特征。因此，本章从死亡率改善产生的原因入手，选取1996—2010年人口普查和人口抽样调查提供的死亡率数据，选取中国70岁的男性人口作为高龄人口的代表，对未来死亡率的随机波动性与趋势性进行分解，得出了不同情景下的未来人口死亡率随机波动性与趋势性的实证结果，并为我国人口死亡率的改善状况提供具有建议性的结论。

第一节　模型建立

引起死亡率随机波动趋势的原因可以归纳为：①个人死亡时间的随机性；②死亡率改善的趋势性与随机波动性；③特殊致病原因导致的死亡不确定性。本章的死亡率随机模型将基于以上因素来构造。

一、随机死亡时间

获取随机死亡时间，首先需要选定各年龄或年龄组的死亡率曲线。这里采取 Monte Carlo 随机模拟方法来产生随机数，这些随机数应服从所选取的死亡率曲线的分布，从而得到不同情景下的随机死亡时间。对于每一个情景，u 表示每个年龄（0，1）之间均匀分布的随机数，$_tp_x$ 表示 x 岁的人活过 t 年的概率，下面来对 u 与 $_tp_x$ 进行比较，得出：①如果 $u \leqslant _tp_x$，此时观察者仍存活；②随着 t 的增大，$_tp_x$ 将会逐渐减小到 0。因此当一个最早出现的时间 t 使得 $u > _tp_x$，此时死亡时间出现在了第 t 年。

这样便得到了 x 岁的人在各个年龄的死亡人数。根据死亡人数与上一年生存人数的比值，就能得到在既定的死亡率曲线下随机模拟的不同情景的死亡率。用 q_x^{exp} 表示 x 岁的人在一年之内的死亡率，则有：

$$q_x^{exp} = \frac{Numb[\,u > p_x\,]}{Numb[\,u\,]} \qquad (5.1)$$

其中，$Numb[\,u\,]$ 表示（0，1）之间上均匀分布随机数的个数，$Numb[\,u > p_x\,]$ 表示所生成的均匀分布随机数中大于 p_x 的个数。

二、死亡率改善的趋势性与随机波动性

基于历史数据直接计算的死亡率改善因子一般不具有光滑性和趋势可预测性。这样，在分析未来死亡率改善趋势时就要对其进行分解。死亡率改善应包含一个长期的呈线性趋势的改善水平和一个短期的具有波动性的改善水平。其中，长期改善水平是一个具有多年跨度的改善水平，短期改善水平是时间跨度为一年的改善水平。我们将未来死亡率的长期改善称为死亡率的趋势性，短期改善称为死亡率的随机波动性，将死亡率长期改善与短期改善综合在一起，就会得到未来死亡率的随机波动趋势。下面建立死亡率随机波动趋势模型，在建模之前首先要明确死亡率改善因子的定义。

（一）死亡率改善因子

采用普鲁索坦（Purushotham，2011）死亡率改善因子的定义：

$$\Delta q_{x,y \sim y+k} = 1 - \left(\frac{q_{x,y+k}}{q_{x,y}} \right)^{1/k} \tag{5.2}$$

其中，$\Delta q_{x,y \sim y+k}$ 表示 x 岁的人在 y 年到 y + k 年之间的死亡率改善因子，$q_{x,y+k}$ 表示 x 岁的人在 y + k 年的死亡率，$q_{x,y}$ 表示 x 岁的人在 y 年的死亡率。需要注意的是，$\Delta q_{x,y \sim y+k}$ 是年化改善因子，相当于 y 到 y + k 死亡率改善总水平的几何平均数。

（二）死亡率短期改善

以 $IMP_{x,s}^*$ 表示 x 岁的人在第 s 年的死亡率短期改善因子，并假设短期改善因子为带有常数漂移项的随机游走，

$$IMP_{x,s+1}^* = IMP_{x,s}^* + d + \varepsilon_{s+1} \tag{5.3}$$

其中，d 为常数漂移项，ε_{s+1} 为标准正态分布。这一假设本质上是一个正态性假设，用带有常数漂移项的随机游走形式刻画了短期改善因子的随机波动性，并且通过一阶差分，使结果变得更加平稳。

根据以上假设，得到：

$$q_{x,t}^{s \sim stoch} = q_x^{exp} \cdot \prod_{s=1}^{t} (1 - IMP_{x,s}^*) \tag{5.4}$$

其中，$q_{x,t}^{s \sim stoch}$ 为短期改善因子下死亡率未来 t 年的预测值，反映了未来死亡率的随机波动性。

（三）死亡率长期改善

考虑年龄为 x 岁的人在 N 年内不同年度的死亡分布。其中，N 为所选取的历史数据的时间长度（如本章中选取 1996—2010 年的死亡率数据，共 15 年，则 N = 15）。用 $q_{x,y}$ 表示 x 岁的人在 y 年的死亡率，例如，$q_{70,1998}$ 为 70 岁的人在 1998 年的死亡率。定义 T 为计算长期死亡率改善因子的时

间跨度，应满足 T≤N，一般要求 N/T = n（n 取正整数），这里 n 为计算长期死亡率改善因子的个数。

设 IMP_x^T 为 x 岁的人在 T 年内的死亡率长期改善因子，假设长期改善因子为具有衰减特征的指数分布，即：

$$IMP_x^T \sim Exp(\lambda) \qquad (5.5)$$

其中，IMP_x^T 的均值为 $1/\lambda$，该假设考虑了长期改善因子随着时间推移改善幅度变小的规律性，以及人口死亡率实际数据的分布形状，同时考虑了长期改善因子为正数的人口现状。

则有：

$$q_{x,t}^{L \sim stoch} = q_x^{exp} \cdot (1 - IMP_x^T)^t \qquad (5.6)$$

其中，$q_{x,t}^{L \sim stoch}$ 为长期改善因子作用下未来 t 年的死亡率预测值，反映了死亡率的趋势性。

（四）死亡率改善因子的调整

死亡率的长期改善水平反映的是死亡率变动的趋势性，短期改善水平反映的是死亡率变动的随机波动性。如果分开来看，二者并不协同。因此，在建立死亡率随机预测模型时，需要对死亡率改善因子进行调整，使得调整后的死亡率改善因子同时具备长期改善因子与短期改善因子的特征，用 $IMP_{x,t}^{mix}$ 表示。

$$IMP_{x,s}^{mix} = 1 - (1 - IMP_x^T) \cdot \frac{1 - IMP_{x,s}^*}{\left[\prod_{s=1}^{T} (1 - IMP_{x,s}^*) \right]^{1/T}} \qquad (5.7)$$

式（5.7）中，IMP_x^T 与 $IMP_{x,t}^*$ 分别为死亡率的长期改善因子与短期改善因子。则：

$$q_{x,t}^{mix \sim stoch} = q_x^{exp} \cdot \prod_{s=1}^{t} (1 - IMP_{x,s}^{mix}) \qquad (5.8)$$

其中，$q_{x,t}^{mix \sim stoch}$ 为调整后的死亡率改善因子下未来 t 年死亡率的预测值。调整后的死亡率改善公式中分子部分含有短期改善因子，说明其具有随机波动性，分母采取了几何平均进行调整，说明未来死亡率波动的趋势能够向长期改善水平下的趋势收敛。因此，调整后的结果既含有短期改善因子下的随机波动特征，又收敛于长期改善因子下的随机趋势。

（五）特殊致病原因导致的死亡不确定性

在建立死亡率随机波动趋势模型时，还需要考虑特殊致病原因使死亡率的改善。例如，在我国致死率较高的疾病有恶性肿瘤和心脑血管病等，如果医学上对这类疾病有重大突破，将会使死亡率改善水平大幅提升。

假设第 k 种致病原因（如恶性肿瘤）的医疗改善会明显降低死亡率，这里要设定特殊致病原因医疗改善的概率和对死亡率降低的幅度。例如，一种新的医疗技术能够使得恶性肿瘤患者延长生命时间，那么未来 10 年或 20 年这种新的医疗技术出现的概率是多少？新的医疗技术出现后能够使死亡率降低多少？这些都是建立模型需要考虑的问题。

基于以上的分析，来定义以下符号：

$D_{x,s}^k$：基于历史数据得出的第 k 种致病原因的医疗改善使死亡率下降的幅度；

S_t^k：针对时间 t 和第 k 种致病原因，在 0～1 区间上均匀分布的随机数；

P^k：第 k 种致病原因医疗改善的概率；

Y^k：第 k 种致病原因的医疗改善使得死亡率降低的幅度。

根据以上定义，可以得到：

$$Z_t^k = \begin{cases} 1, & S_t^k < P^k \\ 0, & 其他 \end{cases} \tag{5.9}$$

这样，

$$Adj_{x,t,s}^k = \begin{cases} Z_t^k & t = 0 \\ Adj_{x,t-1,s}^k \cdot (1 - Y^k) \cdot Z_t^k & t = 1, 2, \cdots \end{cases} \tag{5.10}$$

则：

$$Adj_{x,t,s} = \sum_k Adj_{x,t,s}^k \tag{5.11}$$

这样就构造了基于特殊致病原因的医疗改善导致的死亡率波动的随机模型（见式5.12）。

$$q_{x,t}^{spe \sim stoch} = q_x^{exp} \cdot Adj_{x,t,s} \tag{5.12}$$

第二节　数据处理与假设

一、本章选取数据说明

本章的数据选取于 1995—2006 年的《中国人口统计年鉴》，以及 2007—2013 年的《中国人口和就业统计年鉴》中的分年龄、分性别的全国人口死亡率。得到 1994—2012 年死亡率数据，共计 19 年。其中，2000 年与 2010 年的死亡率数据来自人口普查，1995 年与 2005 年的数据为来自 1% 的抽样调查，其他年份的数据来自人口变动抽样。结合数据本身的特点以及实证分析的需要，本章需要对数据做如下处理和相应的假设：

1. 本章选取男性人口的死亡率为代表进行研究。

2. 由于 80 岁以上人口数量较少，所得到的死亡率的可信度较低，因此，本章将不再采用 80 岁及以上人口的死亡率进行研究。未来 80 岁以上人口死亡率的计算，可以根据 80 岁以下人口死亡率的分布规律，选取恰当的死亡率参数（或非参数）模型，通过外推法得到。

3. 假定 1% 的人口抽样调查与变动抽样方法均具有较好的随机抽样特征。同时，根据不同年龄的死亡率数据，以 100 万人为基准对各年龄段的死亡人数进行调整。

以上为本书各章实证分析中所选数据的说明，如果后续章节中需要对数据进行特殊处理，另加说明。

二、假设及参数设定

本章考虑到 2010 年人口普查数据提供的死亡率信息更充分，本章选取 2010 年为评估年，放弃了后来发布的更新年份的死亡率抽样调查数据。

假设 1，随机模拟的初始人口数为 5 万，情景数为 10，即在每一个情景下随机产生 5 万个区间 0~1 上均匀分布的随机数，共产生 10 组。

假设 2，研究对象为 70 岁的男性。近 10 多年来，我国人民生活条件与医疗条件大幅提升，人口预期寿命不断提高，这种趋势预期在将来仍会持续。考虑到我国男性死亡率改善较女性更稳定，因此本章选取了 70 岁以上的男性人口作为研究对象。

假设 3，特殊致病原因设定为恶性肿瘤。根据国家卫生健康委员会的资料，过去 15 年，恶性肿瘤的发病率有所上升，同时新技术在不断延缓恶性肿瘤患者的死亡时间。但历史数据显示，我国恶性肿瘤的治疗对死亡率并没有明显的改善，所以设定 $D_{x,s} = 98\%$。假设未来研发攻克恶性肿瘤新技术的概率为 $P = 10\%$，新技术对死亡率改善的幅度设定为 $Y = 10\%$。

第三节　随机性分析

一、随机死亡时间

根据国家统计局公布的 2010 年 70~100 岁男性人口在 1 年之内的死亡率数据[①]，如图 5.1 所示。得到 70 岁人的累计生存函数 $_tp_{70}$（如图 5.2

---

① 统计资料不含港澳台地区。

所示），其中 $q_{70}=0.02557$，$p_{70}=0.97443$。

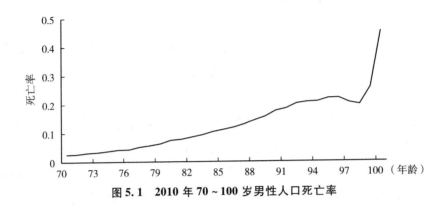

图 5.1　2010 年 70～100 岁男性人口死亡率

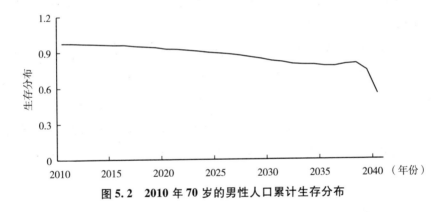

图 5.2　2010 年 70 岁的男性人口累计生存分布

采取 Monte Carlo 随机模拟方法生成 0～1 区间上均匀分布的随机数 5 万个，记为 $u=\{u_1, u_2, \cdots, u_{50000}\}$。其中，可以获得 $u>p_{70}=0.97443$ 的个数，便可得到 2010 年 70 岁的男性在 1 年内的随机死亡率，总共得到 10 个情境下随机死亡率（如图 5.3 所示）。从图 5.3 中可以看到，这 10 个情景的死亡率均在真实值 0.02557 附近随机波动，最大值与最小值分别为 0.0269 与 0.02496。

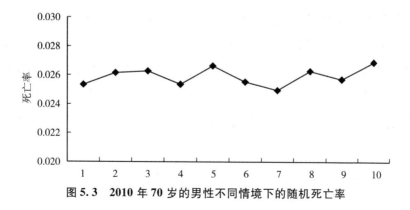

图5.3 2010年70岁的男性不同情境下的随机死亡率

二、死亡率改善的趋势性与随机波动性

（一）死亡率短期改善

在长期死亡率改善因子的作用下，死亡率改善大致呈线性趋势。为了计算死亡率改善因子，选取1996—2010年70岁男性的死亡率（如图5.4所示）。从图5.4中可以看到，死亡率从1996年的0.053486下降到2010年的0.02557。

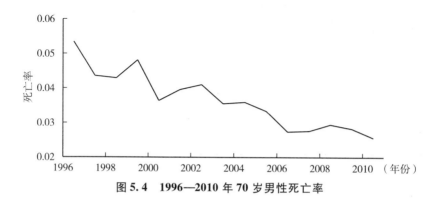

图5.4 1996—2010年70岁男性死亡率

在图 5.4 中可以看到，1996—2010 年的死亡率整体上呈递减趋势，然而局部会出现死亡率上升的情况，即死亡率的波动性。造成死亡率上升的原因很多，包括自然灾害或流行病等（在所选取的时间段中 1998 年的洪水，2003 年的非典型肺炎及 2008 年四川地震都会造成当年死亡率不同程度的上升）。为了研究这种死亡率的波动性，下面通过短期死亡率改善来探寻。

首先，计算得到死亡率的短期改善因子及其均值与标准差，见表5.1。

表 5.1 短期死亡率改善因子与均值、标准差

时间跨度	死亡率改善因子	均值	标准差
1995—1996	0.3580		
1996—1997	0.1861		
1997—1998	0.0142		
1998—1999	− 0.1209		
1999—2000	0.2434		
2000—2001	− 0.0873		
2001—2002	− 0.0368		
2002—2003	0.1345	0.0339	0.0351
2003—2004	− 0.0126		
2004—2005	0.0728		
2005—2006	0.1784		
2006—2007	− 0.0076		
2007—2008	− 0.0673		
2008—2009	0.0410		
2009—2010	0.0948		

表 5.1 列示的死亡率短期改善因子有正有负，进一步从图 5.5 中可以看到短期改善因子在均值 0.03398 上下波动，基本服从正态分布。

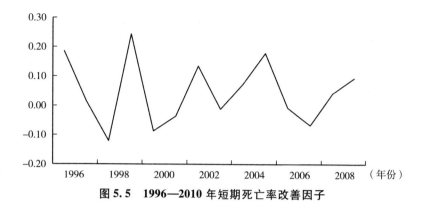

图 5. 5　1996—2010 年短期死亡率改善因子

根据短期改善因子的假设, 有:

$$\mathrm{IMP}_{x,s+1}^{*} = \mathrm{IMP}_{x,s}^{*} - 0.0188 + \varepsilon_{s+1},$$

其中, d = - 0. 0188, 为短期改善因子一阶差分的均值。根据短期改善因子的假设得到 10 组情景下的未来 20 年短期改善因子的随机数, 可以计算出未来 20 年不同情景下 70 岁男性的死亡率, 如图 5. 6 所示。[①]

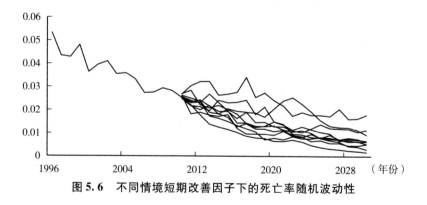

图 5. 6　不同情境短期改善因子下的死亡率随机波动性

图 5. 6 显示, 未来死亡率的随机波动比较剧烈, 在某些情景下的死亡率呈上升趋势。这种上升趋势产生的原因在于该情景下的随机改善因子中

---

① 本章选择的预测期为 20 年, 预测得到 2030 年的随机死亡率。

负值的比重较高，这样的波动违背了死亡率随时间下降的经验趋势。因此，采用短期改善因子来描述死亡率的随机波动性。

（二）死亡率长期改善

对于长期改善因子的计算，首先根据过去 15 年的历史数据，取 5 年为 1 个死亡率改善阶段，得到 3 个以 5 年为阶段的死亡率改善因子，并计算出 3 个长期改善因子的均值和标准差，列入表 5.2 中。

表 5.2   长期死亡率改善因子与均值、标准差表

时间跨度	死亡率改善因子	均值	标准差
1996—2000	0.0741		
2000—2005	0.0188	0.0339	0.0351
2006—2010	0.0089		

在表 5.2 中，1996—2000 年、2000—2005 年以及 2006—2010 年的死亡率改善因子分别为 0.0741、0.0188 和 0.0089，均值为 0.0339，标准差为 0.0351。这里应重点关注死亡率长期改善因子的趋势，如图 5.7 所示。从图 5.7 中可见，死亡率改善因子呈递减趋势，且均为正值。根据指数分布假设，可计算得到 $\lambda = 29.43$，$IMP_x^T \sim Exp(29.43)$。

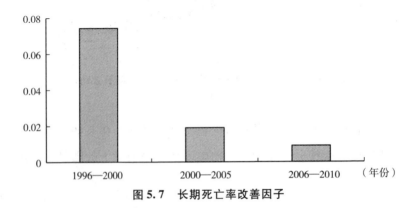

图 5.7   长期死亡率改善因子

这样就可以得到死亡率长期改善因子的随机模拟结果，可以得到长期改善因子下未来20年不同情景的死亡率。从图5.8中可以看到，不同情境的死亡率变动趋势不同。当随机模拟得到的死亡率改善因子较小时，死亡率的变动趋势较为平缓；当随机模拟得到的死亡率改善因子较大时，死亡率的变动趋势较为陡峭。这样便得到了未来死亡率变动趋势的区间，即未来死亡率的降低程度将会在这个区间内。如果要对死亡率的下降程度做一个稳妥的估计，可以采取99.5%的VaR值来确定。

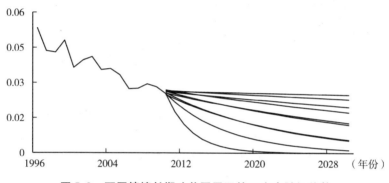

图5.8 不同情境长期改善因子下的死亡率随机趋势

（三）死亡率改善因子的调整

下面对死亡率改善因子进行调整，就可以得到未来20年不同情景下的随机死亡率。[①] 在此，我们将重点来分析调整的改善因子下的死亡率与长期改善下死亡率的收敛性，如图5.9所示。图5.9选取了3个有代表性的随机情景，每一个情景由两条线组成，其中直线反映了未来死亡率的长期改善情况（随机趋势线），另外一条折线反映了改善因子调整后的死亡率改善情况（随机波动趋势线）。值得注意的是，在最初的几年内

---

① 调整后的死亡率改善即为方案C的组合模型，对其结果在图5.12处进行分析，此处不再探讨。

（2010—2015 年），反映随机波动趋势的死亡率曲线会出现重叠现象，随着时间的推移（2016—2030 年），这种重叠现象将会消失，并伴随出现了趋势性。因此，改善因子调整后的死亡率的随机波动趋势曲线兼具长期改善的趋势性与短期改善的波动性，同时又具有向长期趋势收敛的性质。这样的性质能够让决策者对死亡率随机波动趋势有一个更加完整与合理的认识，做出的决策也更具科学性。

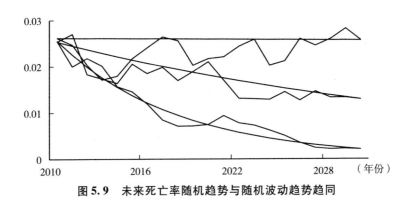

图 5.9　未来死亡率随机趋势与随机波动趋势趋同

三、特殊致病原因的改善

对于特殊原因导致的死亡率改善，我们采取前面的基本假设与参数设置来分析。首先，采取随机模拟方法产生（0，1）区间上的均匀分布的随机数 S_t^k，对于每一个 $t = 1$，2，…和第 k 种致病原因，其中，t 为从评估年 2010 年向后预测的年数，即 $t = 1$ 时表示预测的年份为 2011 年，$t = 2$ 时表示预测的年份为 2012 年，以此类推。其次，将 S_t^k 带入公式便可得到 Z_t^k，然后再根据公式分别计算出 $Adj_{x,t,s}^k$ 与 $Adj_{x,t,s}$。由于假设只有肿瘤一种致病原因有医疗改善，即 $k = 1$，则 $Adj_{x,t,s}^k$ 与 $Adj_{x,t,s}$ 相同。这样便得到了特殊致病原因的改善对死亡率的随机影响，在后面的组合模型中将具体探讨这种影响。

四、最优组合模型

为了探寻最优的死亡率随机波动趋势模型，选取长期改善因子、短期改善因子及特殊因素的四种不同组合进行分析。这四种组合方案分别为：方案 A，短期改善因子与特殊因素的组合；方案 B，长期改善因子与特殊因素的组合；方案 C，长期改善因子与短期改善因子的组合；方案 D，短期改善因子、长期改善因子与特殊因素的组合。

下面给出四种组合下的死亡率模型：

方案 A： $\quad q_{x,t}^{A} = q_{x}^{exp} \cdot \prod_{s=1}^{t} (1 - IMP_{x,s}^{*}) \cdot Adj_{x,t,s}$

方案 B： $\quad q_{x,t}^{B} = q_{x}^{exp} \cdot (1 - IMP_{x}^{T})^{t} \cdot Adj_{x,t,s}$

方案 C： $\quad q_{x,t}^{C} = q_{x}^{exp} \cdot \prod_{s=1}^{t} (1 - IMP_{x,s}^{mix})$

方案 D： $\quad q_{x,t}^{D} = q_{x}^{exp} \cdot \left[\prod_{s=1}^{t} (1 - IMP_{x,s}^{mix}) \right] \cdot Adj_{x,t,s}$

根据不同组合的死亡率预测公式，可以得到四种组合未来 20 年不同情景下死亡率的预测值，其结果如图 5.10、图 5.11、图 5.12 和图 5.13 所示。

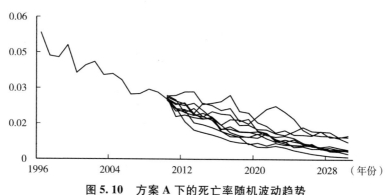

图 5.10　方案 A 下的死亡率随机波动趋势

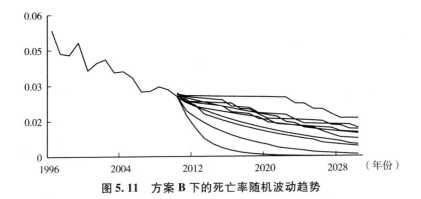

图 5.11　方案 B 下的死亡率随机波动趋势

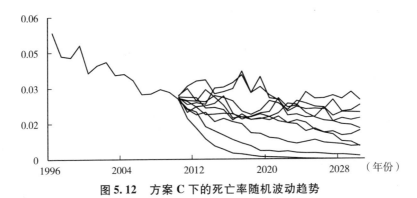

图 5.12　方案 C 下的死亡率随机波动趋势

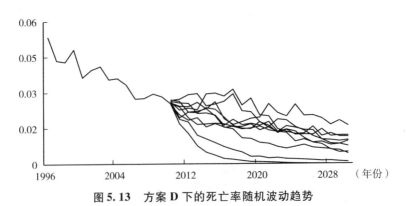

图 5.13　方案 D 下的死亡率随机波动趋势

【**方案 A**】短期改善因子与特殊因素的组合模型。该模型一方面体现了死亡率的随机波动性，另一方面体现了特殊致病原因的改善对死亡率的随机影响。然而短期改善因子的波动性较强，因此方案 A 的组合模型只能体现出死亡率的随机波动性，并不能体现趋势性。

【方案 B】长期改善因子与特殊因素的组合模型。该模型一方面体现了死亡率的趋势性，另一方面体现了特殊致病原因的改善对死亡率的随机影响。然而长期改善因子只能体现死亡率的趋势性，因此方案 A 的组合模型并不能体现死亡率随机波动性。

【方案 C】短期改善因子与长期改善因子的组合模型。该模型既考虑到了死亡率的随机波动性又考虑到了死亡率的趋势性，并且死亡率的随机波动是围绕随机趋势进行的。在图 5.12 中可以看到，不同情景下的死亡率最终呈下降趋势，并且在下降过程中局部存在上升的可能性，即在趋势性中体现着随机波动性。因此将该模型称为随机波动趋势模型。

【方案 D】短期改善因子、长期改善因子与特殊因素的组合模型。该模型是在方案 C 的基础上加入特殊致病原因改善未来死亡率的随机波动趋势。在方案 D 中可以看到未来死亡率的随机波动趋势，与方案 C 相比死亡率改善的程度更高。鉴于国际上的预测方法普遍低估死亡率这一现象，加入特殊致病原因的医疗改善这一效应也能够使死亡率预测方法更稳妥，且更符合实际。因此，选择方案 D 为最优组合模型。

五、结果分析

采取方案 D 的组合模型运算结果，给出不同置信水平下死亡率的分位数值来进行具体分析。表 5.3 中列出了 2015 年，2020 年，2025 年和 2030 年 4 个年度的不同置信水平下死亡率的分位数值。这里置信水平分别选取了 0、25%、50%、75% 和 100% 5 个水平，其中，0 为最小值，100% 为最大值，50% 为中位数，剩下两个分别是 1/4 分位点及 3/4 分位点。

表5.3 不同置信水平下死亡率分位数值

死亡率	年份			
	2015	2020	2025	2030
0 分位数	0.0137	0.0068	0.0039	0.0013
25% 分位数	0.0173	0.0110	0.0071	0.0031
50% 分位数	0.0194	0.0166	0.0119	0.0101
75% 分位数	0.0207	0.0201	0.0157	0.0181
100% 分位数	0.0207	0.0248	0.0202	0.0221

实际上，不同置信水平下死亡率的分位数值本质上就是分位点的取值，图5.14 通过几个重要分位点清晰地展现了死亡率的随机波动与趋势性。

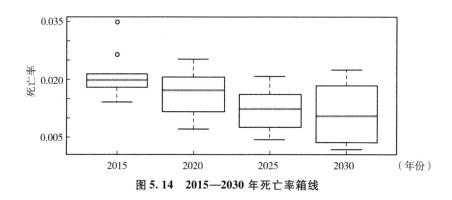

图5.14 2015—2030 年死亡率箱线

结合我国高龄人口死亡率较发达国家偏高的现状，从图5.14 中可以看出，2015 年的死亡率出现了离群点，即前5 年不同情境下的死亡率随机波动性较强。这种现象的出现，正是由于目前我国高龄人口死亡率较高导致的，而且这种高死亡率要持续5～10 年。图5.14 中2020 年离群点已经消失，说明我国高龄人口死亡率经过10 年的改善已基本稳定；到2030 年离群点不复出现，表明该阶段我国高龄人口死亡率趋势性已经开始展现。进一步分析可以发现，2015—2030 年的死亡率最大值（100% 分位数）及 3/4 分位点值（75% 分位数）并非严格按时间单调递减，说明在死亡率水平较高的情景组下随机波动性要强于趋势性，即高死亡率的情景组存在较强的随机波动性；然而 2015—2030 年的死亡率中位数（50% 分位数），1/4 分位点值（25% 分位数）及最小值（0 分位数）随时间单调递减，说明当死亡率水平处在中位数及以下情景时，趋势性要强于随机波动性，即此时死亡率存在较强的趋势性。以上结论为我国高龄人口死亡率预测选择随机情景提供依据，即应该至少选择中位数及以下的情景组的死亡率作为预测值。再进一步分析可以发现更加重要的规律。图 5.14 中 2015—2030 年的死亡率中位数下降幅度较为平缓，死亡率 1/4 分位点值的下降幅度较之陡峭，然而死亡率最小值的下降幅度反过来要比 1/4 分位点值的下降幅度平缓。出现这种现象的原因在于：从高死亡率情景组向低死亡率情景组变化的过程中，我国高龄人口死亡率会出现加速改善的现象；当低死亡率情景组中的死亡率下降到一定程度后，高龄人口死亡率已经被充分改善，则改善的速率降低。因此，未来 20 年我国高龄人口死亡率的改善规律符合国际客观经验，并且死亡率越低的情景组能更好地体现死亡率改善的优良性质。

第六章

中国高龄人口死亡率拟合

　　高龄人口死亡率的建模与人口死亡率修匀有所差异。人口死亡率修匀是针对全年龄段人口的建模，而高龄人口死亡率建模只针对老年人口（一般为 85 岁以上的人口）。由于人口死亡率的分布规律在不同的年龄段差异较大，因此，死亡率修匀方法建议采用非参数方法。然而，在高龄人口死亡率建模的过程中，由于只涉及老年段人口，并且该年龄段样本数量较少，一般不建议采用非参数方法建模，更多的是在一定的先验信息的基础上，选取适当的参数模型，并进一步加以验证，来选择最佳的高龄人口死亡率模型。

　　高龄人口死亡率的参数模型主要包括 Logistic 模型，以及该模型的扩展模型（Kannisto 模型）和 Gompertz 模型。这些参数模型表达式简单、参数易于估计且具有较高的拟合度，因此，参数模型是高龄人口死亡率建模的重要选择。除此之外，科尔和基斯克尔（1990）提出的 C – K 模型、阿尔森和德汉（Aarssen & De Haan，1994）采用极值理论来对高龄人口死亡率建模，这些方法都基于一定的极限年龄假设，只有设定恰当的极限年龄假设，模型的拟合才有效。然而，大部分关于 C – K 模型和极值理论模型的验证都是来自发达国家，针对我国人口死亡率极限年龄的研究较少，因此，无法做出合理的假设。基于上述原因，建议采用参数模型对我国高龄人口死亡率建模，并提出了采用三参数的动态 Logistic 模型（Age – Shifting

模型）对高龄人口死亡率进行建模，进一步给出了高龄人口死亡率参数模型的检验方法，并对 Gompertz 模型和 Age – Shifting 模型进行实证检验。

第一节　Gompertz 模型的拟合

假设我国 65 岁以上的高龄人口死亡率服从 Gompertz 模型，选择 65 ~ 80 岁[①]人口死亡率作为基础数据，拟合 80 岁以上人口死亡率。Gompertz 模型的参数估计结果如表 6.1 所示。

表 6.1　　　　　　　　Gompertz 模型参数估计结果

年份	1994	1995	1996	1997	1998	1999	2000
B	5.93E – 05	6.81E – 05	6.8E – 05	5.82E – 05	3.81113E – 05	3.32E – 05	3.35E – 05
C	1.0991	1.0966	1.0964	1.0981	1.1044	1.1061	1.1058
R^2	0.9998	0.9994	0.9989	0.9991	0.9991	0.9995	0.9997
年份	2001	2002	2003	2004	2005	2006	2007
B	3.92E – 05	3.59E – 05	2.61E – 05	2.54E – 05	2.7317E – 05	2.85E – 05	3.08E – 05
C	1.1031	1.1041	1.1079	1.1073	1.1052	1.1033	1.1018
R^2	0.9998	0.9995	0.9998	0.9999	1.0000	0.9996	0.9985
年份	2008	2009	2010	2011	2012		
B	3.33E – 05	2.37E – 05	2.06E – 05	2.52E – 05	2.3348E – 05		
C	1.1003	1.1048	1.1080	1.1051	1.1052		
R^2	0.9991	0.9998	1.0000	0.9991	0.9990		

由表 6.1 可见，各年份的 Gompertz 模型的参数 B 和参数 C 的估计值的显著水平均达到 1%，统计上显著性较高，且 R^2 接近于 1，拟合优度较高。

---

① 由于 80 岁以上人口暴露数较少，导致死亡率数据波动较大，可信度较低，因此，本章选择 65 ~ 80 岁人口死亡率作为基础数据，80 岁以上人口死亡率通过 Gompertz 模型来拟合。

下面对人口死亡率采用 Gompertz 模型进行年龄外推，得到 81～120 岁的未来各年人口死亡率，如图6.1 所示。在图6.1 中，给出了1995 年、2000 年、2005 年和2010 年4 个年份的人口死亡率预测曲线。各年人口死亡率在120 岁时接近1，且随着年龄的不断提高，人口死亡率增长的斜率呈现先增加后减小的趋势；在 120 岁的邻近区间，死亡率增长较为平缓，这一点也符合发达国家高龄人口死亡率的分布状况。然而，图6.1 暴露出 Gompertz 模型在拟合人口死亡率过程中的缺陷，即没有考虑死亡率随时间的改善。此外，从图6.1 中可见，2000 年各年龄人口死亡率水平均最高，1995 年各年龄人口死亡率低于2000 年各年龄人口死亡率，2005 年与2010 年各年龄的人口死亡率几乎相同。因此，Gompertz 模型在拟合高龄人口死亡率的过程中，只注重了在年龄上的拟合，并没有综合考虑到死亡率随时间递减的趋势，因此，Gompertz 模型拟合动态的高龄人口死亡率存在一定的缺陷。

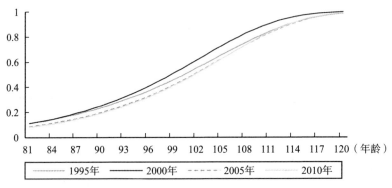

图6.1　81～120 岁男性人口未来年份死亡率趋势

第二节 **Age‑Shifting 模型的拟合结果**

邦加茨（Bongaarts，2005）将 Age‑Shifting 模型运用到人口死亡率的预测中，并与 Lee‑Carter 模型进行比较，得出了较好预测效果。将该方法推广到高龄人口死亡率的建模中，在拟合高龄人口死亡率时同时考虑年龄与年份两个因素，并对年份因子进行平滑，使得高龄人口建模从理论上更加科学、可靠。选取 25～80 岁人口死亡率数据，采用 Age – Shifting 模型对高龄人口死亡率进行拟合。

首先，进行模型的第一次拟合。根据 Logistic 模型的参数估计方法，在 Age – Shifting 模型中得到 t 年水平参数 $\alpha(t)$、基础参数 $\gamma(t)$ 和斜率参数 $\beta(t)$ 的估计值，拟合结果如表6.2所示。

表 6.2　　　　　　　　　　Age – Shifting 模型第一次拟合结果

年份	1994	1995	1996	1997	1998	1999	2000
γ	0.000303	0.00049	0.000313	0.00071	0.001034	0.00121	0.001076
α	4.27E – 05	4.9E – 05	5.27E – 05	3.49E – 05	2.16E – 05	1.8E – 05	2.07E – 05
β	0.09931	0.09675	0.09576	0.1007	0.1071	0.1092	0.1072
年份	2001	2002	2003	2004	2005	2006	2007
γ	0.000769	0.00067	0.00096	0.001132	0.001141	0.000969	0.000817
α	2.7E – 05	2.7E – 05	2.05E – 05	1.9E – 05	1.9E – 05	1.94E – 05	2.2E – 05
β	0.1032	0.1028	0.1058	0.1059	0.1048	0.1034	0.1013
年份	2008	2009	2010	2011	2012		
γ	0.000778	0.0009	0.000921	0.000821	0.000884		
α	2.51E – 05	1.8E – 05	1.57E – 05	2.11E – 05	1.6E – 05		
β	0.0993	0.1031	0.1063	0.1024	0.1051		

其中，除 1994 年 $\gamma(t)$ 值为 0.1 置信水平上显著、1996 年 $\gamma(t)$ 值为 0.05 置信水平上显著，其他所有参数估计值均在 0.001 置信水平上显著。

其次，进行 Age – Shifting 模型的第二次拟合，根据 $\beta(t)$ 在不同的年份 t 的拟合值，得到 β 的参数估计值，即 β 为 $\beta(t)$ 在不同的年份 t 的均值，$\beta = 0.103127$。将 $\beta = 0.103127$ 带入 Age – Shifting 模型，将三参数的 Logistic 模型转化为两参数的 Logistic 模型，并根据 Logistic 模型的参数估

计方法重新得到参数 $\alpha(t)$、$\gamma(t)$ 的估计值，估计结果如表6.3所示。

表6.3   Age – Shifting 模型第二次拟合结果

年份	1994	1995	1996	1997	1998	1999	2000
γ	0.000882	0.001446	0.001415	0.001037	0.000514	0.000445	0.000562
α	3.18E – 05	3.01E – 05	2.97E – 05	2.90E – 05	2.94E – 05	2.89E – 05	2.84E – 05
β	0.103127	0.103127	0.103127	0.103127	0.103127	0.103127	0.103127
年份	2001	2002	2003	2004	2005	2006	2007
γ	0.000753	0.0007052	0.0006449	0.0008351	0.0009738	0.0009451	0.0009831
α	2.73E – 05	2.67E – 05	2.54E – 05	2.36E – 05	2.17E – 05	1.98E – 05	1.92E – 05
β	0.103127	0.103127	0.103127	0.103127	0.103127	0.103127	0.103127
年份	2008	2009	2010	2011	2012		
γ	0.001129	0.0008934	0.0006258	0.0008918	0.0007114		
α	1.87E – 05	1.84E – 05	2.02E – 05	1.99E – 05	1.87E – 05		
β	0.103127	0.103127	0.103127	0.103127	0.103127		

其中，除1999年 γ 值为0.01置信水平上显著，其他所有参数估计值均在0.001置信水平上显著。采用带漂移的随机游走模型，对 $\alpha(t)$ 的估计值在年份上进行调整，调整结果如表6.4所示。

表6.4   调整后的 $\alpha(t)$ 的估计值

年份	估计值	年份	估计值
1994	3.18E – 05	2001	2.67E – 05
1995	3.10E – 05	2002	2.60E – 05
1996	3.03E – 05	2003	2.52E – 05
1997	2.96E – 05	2004	2.45E – 05
1998	2.89E – 05	2005	2.38E – 05
1999	2.81E – 05	2006	2.31E – 05
2000	2.74E – 05	2007	2.23E – 05

续表

年份	估计值	年份	估计值
2008	2.16E－05	2011	1.94E－05
2009	2.09E－05	2012	1.87E－05
2010	2.02E－05		

　　下面比较两次拟合过程中参数值的变化情况。首先，由图 6.2 可见，
$\gamma(t)$ 在两次拟合过程中呈现出一定的差异。$\gamma(t)$ 的第一次拟合值，呈现
出随时间递增的趋势，第二次拟合值则整体上呈现出随时间递减的趋势，
即第二次拟合修正了第一次拟合中出现的谬误趋势。由于在 Age－Shifting
模型中，$\gamma(t)$ 的变化对死亡率的影响较小，而 $\alpha(t)$ 的变化对死亡率的
影响较大，因此，$\gamma(t)$ 在模型中起作用的是平滑 $\alpha(t)$ 对死亡率的影响。

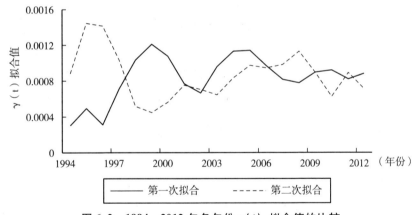

图 6.2　1994—2012 年各年份 $\gamma(t)$ 拟合值的比较

　　最后，比较两次拟合过程中参数 $\alpha(t)$ 的变化情况。由图 6.3 可见，
$\alpha(t)$ 在两次拟合过程中呈现出一定的差异。$\alpha(t)$ 的第一次拟合值，呈
现出随时间递减的趋势，且波动性较大；第二次拟合值仍呈现出随时间递
减的趋势，波动性大幅度减小。如果对第二次的拟合值进行修正，可以得
到调整后的拟合值曲线，在图 6.3 中可见，修正后的拟合值曲线更加光

滑。由于在 Age – Shifting 模型中，α(t) 的变化对死亡率的影响较大，因此，α(t) 的变化趋势能够反映出死亡率的变化趋势。

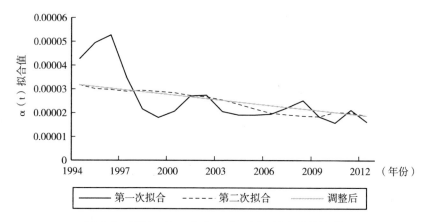

图 6.3　1994—2012 年各年份 α(t) 拟合值的比较

根据参数估计值，通过 Age – Shifting 模型可以进行高龄人口死亡率的拟合，结果见图 6.4。在图 6.4 中，给出了 1995 年、2000 年、2005 年和 2010 年 4 个年份的人口死亡率预测曲线，各年人口死亡率在 120 岁时接近 0.9，且随着年龄的不断提高，人口死亡率增长的斜率呈现先增加后减小的趋势，这种趋势将在 120 岁之后的年龄仍然存在。另外，Age – Shifting 模型克服了 Gompertz 模型在拟合人口死亡率过程中的缺陷，考虑了死亡率随时间的改善。由图 6.4 可见，1995 年各年龄人口死亡率水平均最高，2000 年各年龄人口死亡率低于 1995 年各年龄人口死亡率，2005 年各年龄人口死亡率低于 2000 年各年龄人口死亡率，2010 年各年龄人口死亡率低于 2005 年各年龄人口死亡率。因此，Age – Shifting 模型在拟合高龄人口死亡率的过程中，不仅注重了在年龄上的拟合，同时也考虑到死亡率随时间递减的趋势，因此，Age – Shifting 模型在时间和年龄两个维度上对高龄人口死亡率进行拟合，拟合结果更科学、合理。

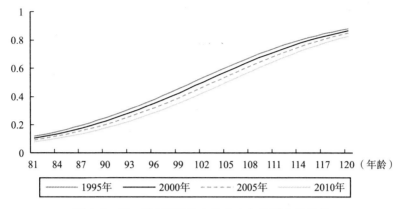

图 6.4　81～120 岁男性人口未来年份死亡率趋势

第三节 拟合效果比较

比较 Gompertz 模型和 Age - Shifting 模型对高龄人口死亡率的拟合效果。由于我国高龄人口死亡率数据质量较差，缺乏参照系，因此，我们选取保险公司经验生命表（2000—2003 养老金业务）的数据进行比较，其中，Gompertz 模型和 Age - Shifting 模型的死亡率分别选取 2000—2003 年死亡率的均值。

由图 6.5 可见，在 81～104 岁人口死亡率的变化曲线中，保险公司经验生命表的死亡率水平最低，其次是 Age - Shifting 模型预测得到的死亡率，死亡率水平最高的是 Gompertz 模型的拟合结果。由于保险公司经验生命表也是采用 Gompertz 模型进行的外推，因此，两条均是采用 Gompertz 模型进行的外推曲线大致保持平行状态。保险公司经验生命表死亡率最低，其原因在于保险公司的死亡率数据是经过选择的，而本章所采用的是国民生命表数据，是未经选择的。然而，保险公司的投保年龄一般不高于 60 周岁，保险公司 60 岁以上人口的死亡率应逐步与国民表死亡率相接近，即本节所拟合的高龄人口死亡率应逐步向保险公司经验生命表中的高龄人口死亡率倾斜。由图 6.5 可见，Age – Shifting 模型的拟合结果符合这一特征，因此，认为 Age – Shifting 模型在拟合高龄人口死亡率的过程中优于 Gompertz 模型，效果更好。

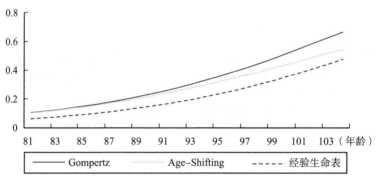

图 6.5　81～120 岁男性高龄人口死亡率比较

　　针对高龄人口死亡率拟合方面，Age – Shifting 模型克服了 Gompertz 模型在拟合人口死亡率过程中的缺陷，考虑了死亡率随时间的改善。Age – Shifting 模型在拟合高龄人口死亡率的过程中，不仅注重了在年龄上的拟合，同时也考虑到死亡率随时间递减的趋势，因此，Age – Shifting 模型在时间和年龄两个维度上对高龄人口死亡率进行拟合，拟合结果更科学、合理。

第七章

中国人口死亡率二维修匀

第一节 **二维模型整体修匀效果比较**

死亡率的修匀效果受到拟合度和光滑度两个因素的影响。一个好的修匀结果要兼具拟合度与光滑度。由于修匀模型在建模过程中将光滑性作为基本要素考虑到了模型中，在光滑性的基础上来实现拟合度。因此，在比较不同修匀模型的修匀效果时主要是比较模型之间的拟合度（光滑性均基本满足）。

在图7.1和图7.2中可见，二维Beta核密度修匀法与二维泊松P—样条修匀法在边端年龄处具有较大差异。在0岁处，二维Beta核密度修匀法过度光滑，得到较低的修匀后死亡率，使得修匀结果与真实死亡率之间差距较大，修匀效果明显比二维泊松P—样条修匀法差。在高龄人口处，二维Beta核密度修匀法得到的死亡率整体上低于二维泊松P—样条修匀法得到的死亡率。

下面通过卡列雷（1992）提出的针对死亡率修匀所采用的4种误差函数，具体来判断二维Beta核密度修匀法与二维泊松P—样条修匀法的修匀效果，结果列示于表7.1中。

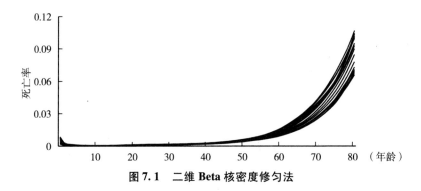

图7.1　二维 Beta 核密度修匀法

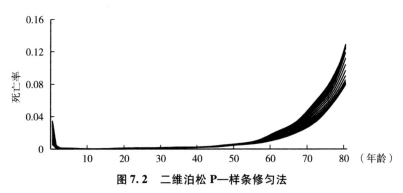

图7.2　二维泊松 P—样条修匀法

表7.1　　　　　　　　　　　　二维模型修匀效果的比较

修匀法	误差函数1	误差函数2	误差函数3	误差函数4
二维泊松 P—样条修匀法	426.89	334.99	1.56	1.00
二维 Beta 核密度修匀法	303.30	327.75	0.80	0.97

由表7.1可见，二维 Beta 核密度修匀法得到的4种误差函数值均小于二维泊松 P—样条修匀法的误差函数值，即二维 Beta 核密度修匀法的拟合度高于二维泊松 P—样条修匀法的拟合度。

第二节　不同年份修匀效果比较

尽管二维 Beta 核密度修匀法的拟合度整体上（包含所有年份和年龄）

高于二维泊松 P—样条修匀法的拟合度，但是在具体不同的年份和年龄上，修匀效果仍呈现出一定的差异。下面通过 4 种误差函数来比较不同年份修匀结果的拟合度，结果列示于表 7.2 中。在表 7.2 中，加粗字体的数字表示二维泊松 P—样条修匀法的拟合度优于二维 Beta 核密度修匀法的情况，未加粗的数字表示二维 Beta 核密度修匀法的拟合度优于二维泊松 P—样条修匀法的情况。其中，在 2003 年的修匀结果，二维泊松 P—样条方法在 4 种误差函数下均优于二维 Beta 核密度法；1997 年在误差函数 2、误差函数 3 和误差函数 4 下，二维泊松 P—样条方法优于二维 Beta 核密度法；在 1994 年、2000 年、2004 年、2005 年和 2010 年各有两个误差函数支持这两种修匀方法；剩余年份均是二维 Beta 核密度修匀法的拟合度优于二维泊松 P—样条修匀法的拟合度。

表 7.2　　　　　　　　　　　不同年份修匀结果拟合度比较

年份	误差函数 1		误差函数 2		误差函数 3		误差函数 4	
	Beta 核	P—样条	Beta 核	P—样条	Beta 核	P—样条	Beta 核	P—样条
1994	20.244	41.239	**20.894**	**20.113**	0.050	0.065	**0.065**	**0.055**
1995	1.499	2.121	8.173	9.693	0.025	0.056	0.038	0.050
1996	8.303	12.666	16.757	17.167	0.062	0.072	**0.080**	**0.064**
1997	49.815	55.681	**21.581**	**21.261**	**0.075**	**0.066**	**0.094**	**0.058**
1998	6.628	7.469	**17.659**	**17.359**	0.065	0.107	0.081	0.087
1999	24.746	36.671	23.616	24.210	0.075	0.120	0.084	0.102
2000	0.993	1.149	6.618	6.859	**0.033**	**0.025**	**0.045**	**0.023**
2001	11.922	13.513	17.416	17.545	0.039	0.103	0.046	0.086
2002	30.822	39.543	**23.455**	**23.409**	0.062	0.098	0.074	0.085
2003	**8.925**	**8.387**	**16.984**	**16.598**	**0.045**	**0.034**	**0.055**	**0.033**
2004	11.769	17.841	16.898	17.711	**0.041**	**0.035**	**0.049**	**0.034**
2005	1.533	1.575	**9.152**	**7.983**	0.020	0.005	**0.026**	**0.005**
2006	13.471	14.887	19.575	20.686	0.032	0.091	0.039	0.076
2007	17.189	18.068	**21.176**	**20.765**	0.033	0.059	0.034	0.051

年份	误差函数 1		误差函数 2		误差函数 3		误差函数 4	
	Beta 核	P—样条	Beta 核	P—样条	Beta 核	P—样条	Beta 核	P—样条
2008	4.066	4.719	16.380	17.536	0.027	0.053	0.035	0.048
2009	20.143	26.938	20.091	22.595	0.033	0.072	0.034	0.061
2010	0.645	1.720	5.808	7.023	**0.017**	**0.006**	**0.019**	**0.006**
2011	31.614	42.108	22.840	23.462	0.039	0.039	**0.047**	**0.037**
2012	38.968	80.597	22.673	23.008	0.030	0.050	0.029	0.041

在比较完两种修匀方法在不同年份的拟合度的基础上，我们再来比较二维 Beta 核密度修匀法和二维泊松 P—样条修匀法在不同年份的光滑性。在这里，选取 2000 年和 2010 年两个人口普查年进行比较。图 7.3、图 7.4 和图 7.5 分别为 2000 年不同年龄段在这两种修匀方法下的死亡率曲线。图 7.3 为 2000 年 1 ~ 40 岁人口在二维 Beta 核密度修匀法和二维泊松 P—样条修匀法下的死亡率曲线。在图 7.3 中可见，二维 Beta 核密度修匀法得到的死亡率曲线光滑性优于二维泊松 P—样条修匀法下的死亡率曲线。图 7.4 为 2000 年 40 ~ 60 岁人口在二维 Beta 核密度修匀法和二维泊松 P—样条修匀法下的死亡率曲线。在图 7.4 中可见，二维 Beta 核密度修匀法得到的死亡率曲线光滑性与二维泊松 P—样条修匀法下的死亡率曲线的光滑性无显著差异。图 7.5 为 2000 年 61 ~ 85 岁人口在二维 Beta 核密度修匀法和二维泊松 P—样条修匀法下的死亡率曲线。在图 7.5 中可见，二维 Beta 核密度修匀法得到的死亡率曲线光滑性与二维泊松 P—样条修匀法下的死亡率曲线的光滑性无显著差异。

图 7.6 ~ 图 7.8 分别为 2010 年不同年龄段在这两种修匀方法下的死亡率曲线。图 7.6 为 2010 年 1 ~ 40 岁人口在二维 Beta 核密度修匀法和二维泊松 P—样条修匀法下的死亡率曲线。在图 7.6 中可见，二维 Beta 核密度修匀法得到的死亡率曲线光滑性优于二维泊松 P—样条修匀法下的死亡率曲线。图 7.7 为 2010 年 40 ~ 60 岁人口在二维 Beta 核密度修匀法和二维泊

松 P—样条修匀法下的死亡率曲线。在图 7.7 中可见，二维 Beta 核密度修匀法得到的死亡率曲线光滑性与二维泊松 P—样条修匀法下的死亡率曲线的光滑性无显著差异。图 7.8 为 2010 年 61～85 岁人口在二维 Beta 核密度修匀法和二维泊松 P—样条修匀法下的死亡率曲线。在图 7.8 中可见，二维 Beta 核密度修匀法得到的死亡率曲线光滑性与二维泊松 P—样条修匀法下的死亡率曲线的光滑性无显著差异。

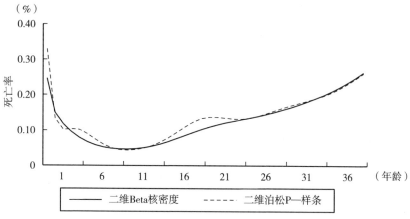

图 7.3　2000 年 1～40 岁人口修匀死亡率比较

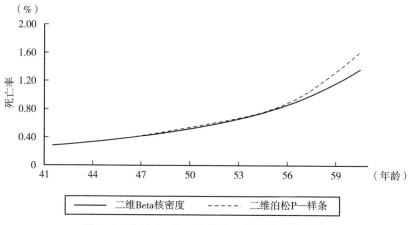

图 7.4　2000 年 40～60 岁人口修匀死亡率比较

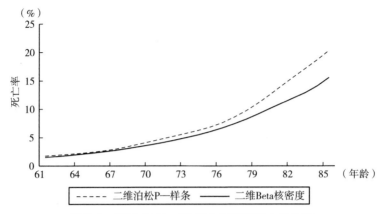

图 7.5　2000 年 61～85 岁人口修匀死亡率比较

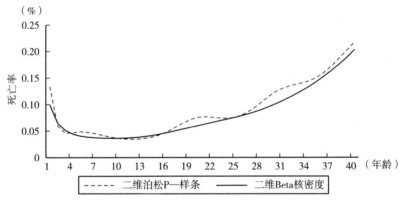

图 7.6　2010 年 1～40 岁人口修匀死亡率比较

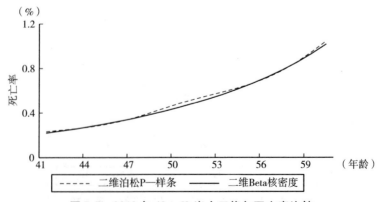

图 7.7　2010 年 40～60 岁人口修匀死亡率比较

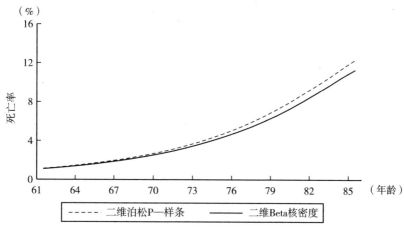

图 7.8　2010 年 61～85 岁人口修匀死亡率比较

第三节　不同年龄修匀效果的比较

下面通过 4 种误差函数来比较不同年龄修匀结果的拟合度，结果列示于表 7.3 中。在表 7.3 中，加粗字体的数字表示二维泊松 P—样条修匀法的拟合度优于二维 Beta 核密度修匀法的情况，未加粗的数字表示二维 Beta 核密度修匀法的拟合度优于二维泊松 P—样条修匀法的情况。其中，在 0 岁的修匀结果，二维泊松 P—样条方法在 4 种误差函数下均优于二维 Beta 核密度法；66～70 岁在误差函数 2、误差函数 3 和误差函数 4 下，二维泊松 P—样条方法优于二维 Beta 核密度法；在 56～60 岁和 61～65 岁，各有两个误差函数支持这两种修匀方法；剩余年龄均是二维 Beta 核密度修匀法的拟合度优于二维泊松 P—样条修匀法的拟合度。

在比较完两种修匀方法在不同年龄的拟合度的基础上，我们再来比较二维 Beta 核密度修匀法和二维泊松 P—样条修匀法在不同年份的光滑性。在这里，选取 0 岁、10 岁、30 岁、50 岁和 80 岁这几个具有代表性的年龄进行比较，结果分别列示于图 7.9～图 7.13 中。

表 7.3 不同年龄修匀效果比较

年龄	误差函数 1		误差函数 2		误差函数 3		误差函数 4	
	Beta 核	P—样条	Beta 核	P—样条	Beta 核	P—样条	Beta 核	P—样条
0	**9.513**	**1.822**	**23.835**	**3.731**	**0.179**	**0.012**	**0.327**	**0.012**
1 ~ 5	24.115	72.671	23.808	33.819	0.009	0.024	0.010	0.020
6 ~ 10	20.356	36.968	28.306	32.026	0.008	0.012	0.008	0.009
11 ~ 15	110.47	123.880	36.608	37.744	0.016	0.017	0.010	0.011
16 ~ 20	24.387	50.201	28.073	30.833	0.012	0.018	0.012	0.013
21 ~ 25	22.371	26.321	27.123	27.439	0.014	0.015	0.013	0.013
26 ~ 30	41.662	50.494	23.338	25.162	0.017	0.020	0.013	0.013
31 ~ 35	9.032	10.542	19.817	20.923	0.012	0.013	0.012	0.012
36 ~ 40	15.785	17.552	16.011	16.781	0.014	0.015	0.011	0.012
41 ~ 45	3.497	3.658	12.311	12.568	0.009	0.009	0.008	0.008
46 ~ 50	4.719	6.211	13.751	13.764	0.017	0.020	0.016	0.017
51 ~ 55	8.734	11.151	13.627	14.766	0.030	0.038	0.023	0.028
56 ~ 60	2.180	2.769	**11.621**	**11.564**	0.032	0.034	**0.039**	**0.037**
61 ~ 65	1.458	1.791	**9.993**	**9.256**	0.029	0.030	**0.032**	**0.029**
66 ~ 70	1.048	1.133	**8.609**	**7.184**	**0.032**	**0.026**	**0.034**	**0.025**
71 ~ 75	1.227	1.946	**10.000**	**9.158**	0.057	0.080	0.060	0.072
76 ~ 80	0.966	1.957	8.673	10.726	0.078	0.146	0.084	0.133
81 ~ 85	1.767	5.828	12.245	17.541	0.240	0.627	0.262	0.536

图 7.9 为不同年份 0 岁人口在二维 Beta 核密度修匀法和二维泊松 P—样条修匀法下的死亡率曲线。在图 7.9 中可见，二维泊松 P—样条修匀法下的死亡率曲线光滑性优于二维 Beta 核密度修匀法得到的死亡率曲线的光滑性。图 7.10 不同年份 10 岁人口在二维 Beta 核密度修匀法和二维泊松 P—样条修匀法下的死亡率曲线。在图 7.10 中可见，二维泊松 P—样条修匀法下的死亡率曲线光滑性优于二维 Beta 核密度修匀法得到的死亡率曲线的光滑性。图 7.11 不同年份 30 岁人口在二维 Beta 核密度修匀法和二维泊松 P—样条修匀法下的死亡率曲线。在图 7.11 中可见，二维泊松 P—样

条修匀法下的死亡率曲线光滑性优于二维 Beta 核密度修匀法得到的死亡率曲线的光滑性。图 7.12 不同年份 50 岁人口在二维 Beta 核密度修匀法和二维泊松 P—样条修匀法下的死亡率曲线。在图 7.12 中可见,二维泊松 P—样条修匀法下的死亡率曲线光滑性优于二维 Beta 核密度修匀法得到的死亡率曲线的光滑性。图 7.13 不同年份 80 岁人口在二维 Beta 核密度修匀法和二维泊松 P—样条修匀法下的死亡率曲线。在图 7.13 中可见,二维泊松 P—样条修匀法下的死亡率曲线光滑性与二维 Beta 核密度修匀法得到的死亡率曲线的光滑性无显著差异。

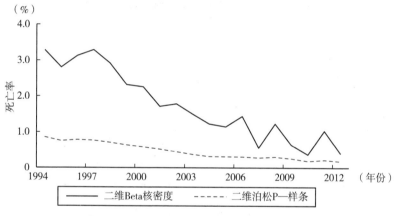

图 7.9　不同年份 0 岁人口修匀死亡率比较

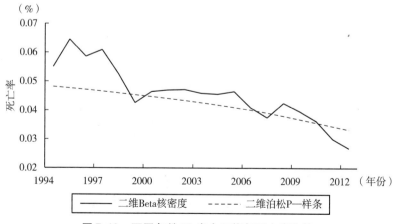

图 7.10　不同年份 10 岁人口修匀死亡率比较

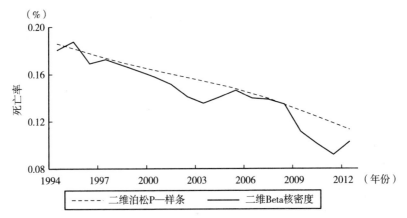

图 7.11 不同年份 30 岁人口修匀死亡率比较

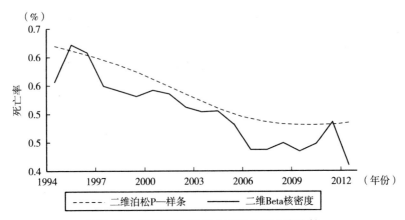

图 7.12 不同年份 50 岁人口修匀死亡率比较

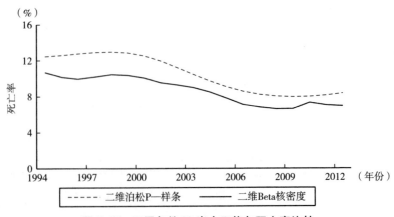

图 7.13 不同年份 80 岁人口修匀死亡率比较

影响死亡率的修匀效果的主要因素有两个：拟合度和光滑度。通过比较二维 Beta 核密度修匀法与二维泊松 P—样条修匀法的拟合度与光滑性可以得到如下结论：

第一，二维 Beta 核密度修匀法与二维泊松 P—样条修匀法在边端年龄处具有较大差异。在 0 岁处，二维 Beta 核密度修匀法过度光滑，得到较低的修匀后死亡率，使得修匀结果与真实死亡率之间差距较大，修匀效果明显比二维泊松 P—样条修匀法差。在高龄人口处，二维 Beta 核密度修匀法得到的死亡率整体上低于二维泊松 P—样条修匀法得到的死亡率。

第二，针对所有年龄和所有年份的整体修匀效果，二维 Beta 核密度修匀法得到的 4 种误差函数值均小于二维泊松 P—样条修匀法的误差函数值，即二维 Beta 核密度修匀法的拟合度高于二维泊松 P—样条修匀法的拟合度。

第三，除 1997 年和 2003 年外，所有年份上二维 Beta 核密度修匀法的拟合度高于二维泊松 P—样条修匀法的拟合度。除 0 岁和 66～70 岁年龄段外，所有年龄段上二维 Beta 核密度修匀法的拟合度高于二维泊松 P—样条修匀法的拟合度。

第四，从年龄维度上看，在 1～40 岁年龄段上，二维 Beta 核密度修匀法的光滑性优于二维泊松 P—样条修匀法的光滑性；40 岁以上的年龄段，二维 Beta 核密度修匀法的光滑性与二维泊松 P—样条修匀法的光滑性差异不大。从年份的角度来说，二维泊松 P—样条修匀法的光滑性优于二维 Beta 核密度修匀法的光滑性。

第八章

中国人口死亡率的动态预测

基于修匀数据的人口死亡率预测

随着死亡率的降低，人口寿命延长成为必然趋势，从而对养老金系统的财务可持续性和人寿保险公司的经营稳定性造成影响。已有研究表明，国际权威机构对各国人口寿命延长趋势的预测结果往往低于实际水平（安托林，2007），从而低估了人口寿命延长的不确定性即长寿风险对社会经济资源的冲击程度。一个恰当、合理的死亡率预测方法将会有效地应对人口寿命延长对社会经济实体带来的负面影响。国内外关于死亡率模型的研究较多，最早的研究是由李和卡特（1992）提出的动态死亡率建模方法，后人称之为 Lee – Carter 模型。该模型假设对数死亡率由一个与年龄相关的截距项、与年龄相关且与时间有交互效应的斜率项，以及一个时间趋势项构成。Lee – Carter 模型具有参数少，拟合过程简单，预测结果稳定等优势，开创了动态死亡率预测的先河。

一、模型及参数估计

李志生和刘恒甲（2010）采用中国人口死亡率数据，比较了不同的参数估计方法下死亡率的预测偏差。结果显示，加权最小二乘法（WLS）下的参数估计值，能够产生最小的死亡率预测偏差。因此，选取加权最小二乘法（WLS）作为 Lee – Carter 模型框架的参数估计方法。

（一）α_x 与 β_x 的估计

根据 Lee – Carter 模型的参数估计的步骤，可以分别计算得到各参数的估计结果，首先来通过图 8.1 与图 8.2 来展示 α_x 与 β_x 的估计值。从图 8.1 中可见，α_x 随着年龄组的增加，呈现出先降后增的趋势，这一点很好地体现了死亡率随年龄变化的趋势。同时可以看到，α_x 的最小值落入了 10～14 岁这一年龄组，表明人口死亡率随年龄变化的驻点在 10～14 岁之间，这些结果均符合中国人口死亡率的一般规律。

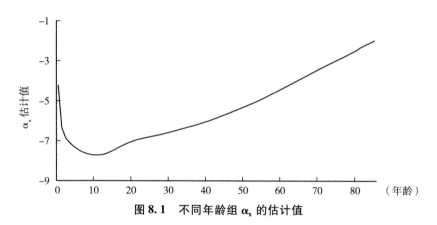

图 8.1　不同年龄组 α_x 的估计值

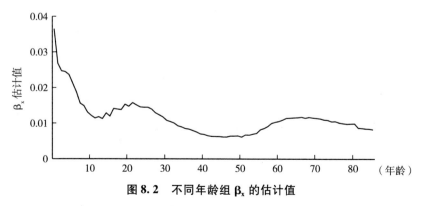

图 8.2　不同年龄组 β_x 的估计值

图 8.2 给出了不同年龄组 β_x 的估计值，该估计值是采用加权最小二乘法（WLS）下得到的估计结果。总体上，β_x 随着年龄组呈现递减趋势，低年龄组的 β_x 值较高，高年龄组 β_x 值较低，说明了低年龄组的死亡率与时间 t 的交互效应较为明显，即死亡率改善在低年龄组产生的效果要强于高年龄组。这一结果意味着，在 WLS 方法下，低年龄组的 β_x 与 k_t 的交互效应更加显著，即低年龄组的人口死亡率改善效果更强；高年龄组的 β_x 与 k_t 的交互效应变得更小，则高年龄组的人口死亡率改善效果更弱。

（二）k_t 的估计

k_t 的估计值的变动趋势，如图 8.3 所示。k_t 随时间 t 大体上呈线性递减趋势，但是在线性趋势下存在着较小的波动。表明死亡率随时间推移而减小的速度较为稳定，与历史死亡率总体趋于下降的特征一致。其中，波动较为明显的点位于 1998 年与 2008 年，这两年的死亡率水平偏高主要与当年发生的自然灾害有关，如 1998 年的洪水、2008 年的汶川地震，统计将这样的点称为离群点或异常值（Outlier）。针对时间序列 k_t，如果采用一般的 ARIMA 模型建模，为了保证模型的精度，一般需要将异常值去掉，这样将会损失大量样本信息。

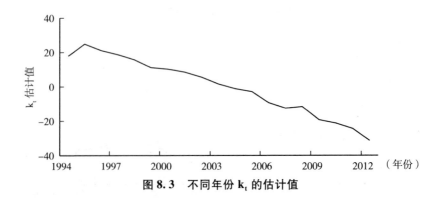

图 8.3　不同年份 k_t 的估计值

二、预测结果分析

在 Lee – Carter 预测死亡率方法中,死亡率时间因子 k_t 假定为随机过程。在泊松对数双线性模型中,不改变死亡率时间因子 k_t 为随机过程的假定,因此,ARIMA(p,d,q) 时间序列模型可用来拟合与预测时间序列 k_t,其一般形式为

$$\nabla^d k_t = \rho + \frac{\Theta_q(B)\varepsilon_t}{\Phi_p(B)} \tag{8.1}$$

其中,B 是滞后算子,$B(\kappa_t) = \kappa_{t-1}$,$B^2(\kappa_t) = \kappa_{t-2}$,…;$\nabla = 1 - B$ 是差分算子,$\nabla\kappa_t = \kappa_t - \kappa_{t-1}$,$\nabla^2\kappa_t = \kappa_t - 2\kappa_{t-1} + \kappa_{t-2}$,…;$\Theta_q(B)$ 是移动平均多项式,系数向量为 $\theta = (\theta_1, \theta_2, \cdots, \theta_q)$;$\Phi_p(B)$ 是自回归多项式,系数向量为 $\phi = (\phi_1, \phi_2, \cdots, \phi_p)$;$\varepsilon_t$ 是白噪声序列,方差为 σ_ε^2。模型的阶数通过 AIC(Akaike Info Criterion)信息准则确定。

我国的大量研究表明,针对中国人口死亡率 k_t 因子的预测选用 ARIMA(0,1,0) 模型是最佳的(王晓军,蔡正高,2009);(祝伟,陈秉正,2009);(韩猛,王晓军,2010);(李志生,刘恒甲,2010);(吴晓坤,王晓军,2013)。

根据上述的参数估计结果,运用 Lee – Carter 模型便可预测得到不同年龄未来年份的死亡率结果。由于本章研究长寿风险的度量问题,因此较为关注高龄人口死亡率未来的变化趋势,图 8.4 给出了 65 ~ 85 岁男性人口未来 40 年死亡率的变动趋势。在图 8.4 中,2013 年各年龄人口死亡率水平均最高,到 2050 年则各年龄的人口死亡率水平均最低,其他年份死亡率均匀地分布于二者之间。由图 8.4 中的 2013 年与 2050 年死亡率曲线形成的带状图可以看出,带状图开口不断扩张,说明随着年龄的增长,不同年份之间的死亡率差距逐渐加大,即未来高龄人口死亡率的改善程度较高,长寿风险有进一步增大的趋势。

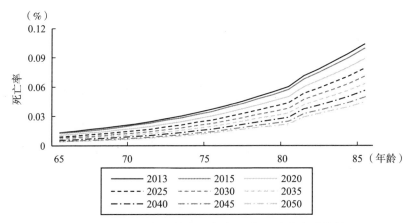

图 8.4　65 ~ 85 岁男性人口未来 40 年死亡率变动趋势

基于有限数据 Lee – Carter 模型的人口
粗死亡率预测

由于我国短期（1 年期）人口死亡率的随机波动性大于趋势性，因
此，针对人口粗死亡率的预测不能直接运用经典的 Lee – Carter 模型。我
国长期（5 年期或 10 年期）人口死亡率的趋势性大于随机波动性，尽管
是粗死亡率，但是稳定性较强，可以直接运用有限数据的 Lee – Carter 模
型进行预测。

一、模型概述

Lee – Carter 模型在有限的人口死亡率数据中的应用，我国学者王晓军
和任文东（2012）将该方法运用于中国人口死亡率的预测。有限数据的
Lee – Carter 模型的构造如下：

假设 u_0，u_1，…，u_T 为不同的年份序列，且该年份序列的间隔不一定
相等，共 T + 1 年。与年份序列相对应为各年的死亡率数据，即 $q_x(u_0)$，

$q_x(u_1)$，$\cdots$，$q_x(u_T)$。

根据经典 Lee – Carter 模型的参数估计方法可以首先得到 α_x 的估计值：

$$\hat{\alpha}_x = \frac{1}{T+1} \sum_{t=0}^{T} \ln \hat{q}_x(u_t) \tag{8.2}$$

接下来，可以分别得到 $\hat{\beta}_x$ 和 $\hat{\kappa}_{u_0}$，$\hat{\kappa}_{u_1}$，$\cdots$，$\hat{\kappa}_{u_T}$。其中，年份因子 κ_{u_T} 采用 ARIMA(0，1，0) 来拟合。则，

$$\hat{\kappa}_{u_t} - \hat{\kappa}_{u_{t-1}} = d(u_t - u_{t-1}) + (\varepsilon_{u_{t-1}+1} + \varepsilon_{u_{t-1}+2} + \cdots + \varepsilon_{u_t}) \tag{8.3}$$

其中，$\varepsilon_i \sim N(0，\sigma^2)$，且 σ 为常数。漂移项 d 的无偏估计值为：

$$\hat{d} = \frac{\sum_{t=1}^{T} (\hat{\kappa}_{u_t} - \hat{\kappa}_{u_{t-1}})}{\sum_{t=1}^{T} (u_t - u_{t-1})} = \frac{\hat{\kappa}_{u_T} - \hat{\kappa}_{u_0}}{u_T - u_0} \tag{8.4}$$

另外，可得方差 σ^2 的估计结果：

$$\hat{\sigma}^2 = \frac{\sum_{t=1}^{T} [(\kappa_{u_t} - \kappa_{u_{t-1}}) - d(u_t - u_{t-1})]^2}{u_T - u_0 - \dfrac{\sum_{t=1}^{T} (u_t - u_{t-1})^2}{u_T - u_0}}$$

$$\approx \frac{\sum_{t=1}^{T} [(\kappa_{u_t} - \kappa_{u_{t-1}}) - \hat{d}(u_t - u_{t-1})]^2}{u_T - u_0 - \dfrac{\sum_{t=1}^{T} (u_t - u_{t-1})^2}{u_T - u_0}} \tag{8.5}$$

根据式（8.5），可进一步得到漂移项 d 的标准误差，即：

$$\sqrt{\operatorname{var}(\hat{d})} = \sqrt{\frac{\operatorname{var}\left[\sum_{t=1}^{T} (\varepsilon_{u_{t-1}+1} + \varepsilon_{u_{t-1}+2} + \cdots + \varepsilon_{u_t})\right]}{(u_T - u_0)^2}}$$

$$= \sqrt{\frac{\sigma^2}{u_T - u_0}} \tag{8.6}$$

这样，便可以得到年份因子 κ_t 的预测值，即：

$$\dot{\kappa}_{u_{T+1}} = \hat{\kappa}_{u_T} + \hat{d} + \xi + \varepsilon_{u_{T+1}} \tag{8.7}$$

当样本量过少时，还要考虑 ξ 对模型的影响，将 ξ 也视为一个随机过程，得到 κ_t 的预测值为：

$$\dot{\kappa}_{u_{T+1}} = \hat{\kappa}_{u_T} + \sum_{t=1}^{T} (\hat{d} + \xi_i) + \sum_{t=1}^{T} (\varepsilon_{u_{T+j}})$$

$$= \hat{\kappa}_{u_T} + kd + \sum_{t=1}^{T} (\xi_i) + \sum_{t=1}^{T} (\varepsilon_{u_{T+j}}) \qquad (8.8)$$

其中，$\xi = \sum_{t=1}^{T} (\xi_i)$，且 $\xi \sim N(0, k \cdot \sigma^2)$，$\sum_{t=1}^{T} (\varepsilon_{u_{T+j}}) \sim N(0, k \cdot \sigma^2)$。根据式（8.8）便可以得到 $\kappa_{u_{T+k}}$ 的点估计与区间估计值，带入 Lee – Carter 模型中，便可以得到未来死亡率的预测值。

二、参数估计

根据 Lee – Carter 模型的参数估计的步骤，可以分别计算得到各参数的估计结果，通过图 8.5 ~ 图 8.7 来展示。由图 8.5 ~ 图 8.7 可见，有限数据 Lee – Carter 模型的参数估计结果与一般 Lee – Carter 模型的参数估计结果之间较为接近，也就意味着二者对死亡率的预测值也是较为接近的。

从图 8.5 中可见，α_x 随着年龄组的增加，呈现出先降后增的趋势，这一点很好地体现了死亡率随年龄变化的趋势。同时可以看到，α_x 的最小值落入了 10 ~ 14 岁这一年龄组，表明人口死亡率随年龄变化的驻点在 10 ~ 14 岁之间，这些结果均符合中国人口死亡率的一般规律。

图 8.6 给出了不同年龄 β_x 的估计值，该估计值是采用加权最小二乘法下得到的估计结果。总体上，β_x 随着年龄呈现递减趋势，低年龄组的 β_x 值较高，高年龄 β_x 值较低，说明了低年龄组的死亡率与时间 t 的交互效应较为明显，即死亡率改善在低年龄组产生的效果要强于高年龄组。这一结果意味着，在 WLS 方法下，低年龄组的 β_x 与 k_t 的交互效应更加显著，即低年龄组的人口死亡率改善效果更强；高年龄组的 β_x 与 k_t 的交互效应变得更小，则高年龄组的人口死亡率改善效果更弱。

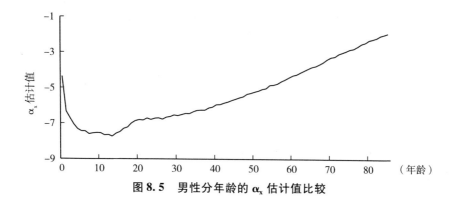

图 8.5　男性分年龄的 α_x 估计值比较

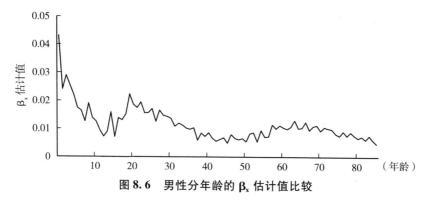

图 8.6　男性分年龄的 β_x 估计值比较

图 8.7 给出了不同年份 k_t 的估计值的变动趋势。k_t 随时间 t 大体上呈线性递减趋势，但是在线性趋势下存在着较小的波动。表明死亡率随时间推移而减少的速度较为稳定，与历史死亡率总体趋于下降的特征一致。

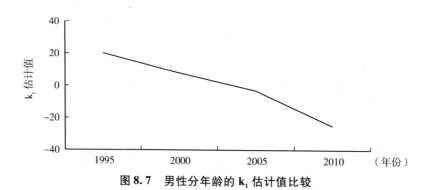

图 8.7　男性分年龄的 k_t 估计值比较

根据有限数据 Lee – Carter 模型，k_t 服从一个带漂移的随机游走过程，其漂移项为：

$$\hat{d} = \frac{\sum\limits_{t=1}^{T}(\hat{\kappa}_{u_t} - \hat{\kappa}_{u_{t-1}})}{\sum\limits_{t=1}^{T}(u_t - u_{t-1})} = \frac{\hat{\kappa}_{u_T} - \hat{\kappa}_{u_0}}{u_T - u_0} = -3.02$$

通过上式，便可计算得到 k_t 时间序列的预测值，并进一步得到死亡率的预测值。

三、结果分析

在有限数据 Lee – Carter 模型的死亡率预测方法，与一般 Lee – Carter 模型方法相同。根据上述的参数估计结果，便可预测得到不同年龄未来年份的死亡率结果。由于本章研究长寿风险的度量问题，因此较为关注高龄人口死亡率未来的变化趋势，图 8.8 给出了 65～85 岁男性人口未来 40 年死亡率的变动趋势。

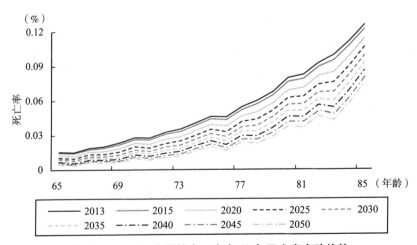

图 8.8　65～85 岁男性人口未来 40 年死亡率变动趋势

由图8.8可见，2013年各年龄人口死亡率水平均最高，到2050年则各年龄的人口死亡率水平均最低，其他年份死亡率均匀地分布于二者之间。由图8.8中的2013年与2050年死亡率曲线形成的带状图可以看出，带状图开口不断扩张，说明随着年龄的增长，不同年份之间的死亡率差距逐渐加大，即未来高龄人口死亡率的改善程度较高，长寿风险有进一步增大的趋势。

第三节　基于分位自回归方法的人口粗死亡率预测

一、模型及参数估计

本节针对 Lee – Carter 模型的预测方法提出改进，打破传统均值回归的预测方法，依据科恩克和巴塞特（koenker & Bassett, 1978）提出的分位数回归方法，采用分位自回归模型（QAR 模型）对时间序列进行预测。QAR 模型可以直接基于分位数回归方法进行参数估计，科恩克和马卡多（Koenker & Machado, 1999）提出了分位数回归拟合优度的检验方法和 QAR 模型拟合优度的表示形式，科恩克和肖（Koenker & Xiao, 2006）给出了模型参数估计的渐进分布，尼格里奥等（Niglio et al., 2007）提出了模型的一步预测和多步预测方法，这些学者的研究使得 QAR 模型在理论上得到充实。分位数自回归方法考虑更广泛条件下的一系列分位数函数，以度量条件异质性，与均值回归方法相比，其估计效果具有较好的稳健性。因此，本节基于分位自回归方法，将该方法内置到 Lee – Carter 模型框架中，构建中国人口死亡率的分位自回归预测模型（QAR – Lee – Carter 模型），对未来人口死亡率变动趋势和人口寿命进行预测，并与均值回归方法的预测结果进行比较，最后得出相应的结论与建议。

（一）模型的设定

分位自回归模型（QAR 模型）是一种针对平稳时间序列建模的方法。Lee 和 Carter（1992）对 k_t 采用了带漂移项的随机游走建模，证明了 k_t 是非平稳的。因此，在对 k_t 建立分位自回归模型时，应先验证其平稳性，若不平稳，则应对其 d 差分后的平稳序列 $k_t^{(d)}$ 来建模。为了精简模型中符号，此处直接对 k_t 来建模。在实证分析中，如果 k_t 不平稳，则用差分后的平稳序列代替即可。这样，得到 k_t 的 QAR 模型：

$$Q_{k_t}(\tau \mid \xi_{t-1}) = x_t' \theta(\tau) \tag{8.9}$$

其中，$x_t = (1, k_{t-1}, k_{t-2}, \cdots, k_{t-p})$，$\theta(\tau) = (\theta_0(\tau), \theta_1(\tau), \cdots, \theta_p(\tau))'$，$\xi_{t-1}$ 是由 $\{k_s, s \leq t\}$ 生成的 $\sigma-$ 域。将上式向量形式的参数展开，便可得到 p 阶的分位自回归模型 QAR(p)：

$$Q_{k_t}(\tau \mid k_{t-1}, \cdots, k_{t-p}) = \theta_0(\tau) + \theta_1(\tau) k_{t-1} + \cdots + \theta_p(\tau) k_{t-p} + \varepsilon_t \tag{8.10}$$

其中，随机误差项 ε_t 服从 i.i.d.。如果将分位点 τ 固定，关于 k_t 的 QAR 模型与普通的自回归模型十分相似。然而，普通的自回归模型是基于均值回归得到的结果，QAR 模型则是基于不同的分位点进行回归。因此，QAR 模型的参数估计、诊断与检验等方法与普通自回归模型之间存在差异。

（二）参数估计

对于 QAR 模型的参数估计，可直接基于分位数回归方法，通过求解如下最优化问题，得到 τ 分位点处参数的估计值。

$$\hat{\theta}(\tau) = \min_{\theta \in \Re^{p+1}} \sum_{t=1}^{n} \rho_\tau(k_t - x_t' \theta)$$

$$= \min_{\theta \in \Re^{p+1}} \sum_{t: k_t \geq x_t' \hat{\theta}(\tau)}^{n} \tau [k_t - x_t' \hat{\theta}(\tau)] - \sum_{t: k_t < x_t' \hat{\theta}(\tau)}^{n} (1 - \tau) [k_t - x_t' \hat{\theta}(\tau)]$$

$$\tag{8.11}$$

在式（8.11）中，$\rho_\tau(u) = u(\tau - I(u < 0))$，I 为示性函数。$\hat{\theta}(\tau)$ 被称为分位数回归系数估计值。

科恩克和肖（2006）给出了 QAR 模型参数估计的渐进分布，$\hat{\theta}(\tau)$ 服从如下的布朗运动：

$$\sum{}^{1/2} \sqrt{n}(\hat{\theta}(\tau) - \theta(\tau)) \sim B_m(\tau) \tag{8.12}$$

其中，$B_m(\tau)$ 为 m 维布朗桥，且 $m = p + 1$。对于任意的 τ，$B_m(\tau) \sim N[0, \tau(1-\tau)I_m]$。在对 k_t 进行参数估计后，应给出其参数估计量的置信区间，这时便可以采用服从于布朗桥的渐进分布来实现。

（三）模型的诊断与检验

1. 拟合优度检验

针对分位自回归模型拟合优度的检验，可以直接将分位数回归拟合优度的方法与传统时间序列中的拟合优度方法相结合。科恩克和马卡多（1999）提出了分位数回归拟合优度的检验方法，给出了 QAR 模型拟合优度的表示形式：

$$R^*(\tau) = 1 - \frac{\hat{W}(\tau)}{\tilde{W}(\tau)} \tag{8.13}$$

针对 k_t 建立的 QAR(p) 模型，设定 $\hat{W}(\tau)$ 和 $\tilde{W}(\tau)$ 分别为：

$$\hat{W}(\tau) = \min\Big\{ - \sum_{t:k_t < x_t'\hat{\theta}(\tau)}^T (1-\tau)\big[k_t - \theta_0(\tau) - \theta_1(\tau)k_{t-1} - \cdots - \theta_p(\tau)k_{t-p}\big]$$
$$+ \sum_{t:k_t \geq x_t'\hat{\theta}(\tau)}^T \tau\big[k_t - \theta_0(\tau) - \theta_1(\tau)k_{t-1} - \cdots - \theta_p(\tau)k_{t-p}\big] \Big\} \tag{8.14}$$

$$\tilde{W}(\tau) = \min\Big\{ - \sum_{t:k_t < x_t'\hat{\theta}(\tau)}^n (1-\tau)\big[k_t - \theta_0(\tau)\big] + \sum_{t:k_t \geq x_t'\hat{\theta}(\tau)}^n \tau\big[k_t - \theta_0(\tau)\big] \Big\}$$
$$\tag{8.15}$$

其中，$\hat{W}(\tau)$，$\tilde{W}(\tau)$ 分别表示无约束和有约束的 QAR(p) 模型目标函数的极小值，且其约束条件为：$\theta_1(\tau) = \theta_2(\tau) = \cdots \theta_p(\tau) = 0$。由于 $\hat{W}(\tau) \leq \tilde{W}(\tau)$，则 $0 \leq R^*(\tau) \leq 1$。当 $\hat{W}(\tau)$ 与 $\tilde{W}(\tau)$ 较为接近的时候，$R^*(\tau)$

则接近于 0，说明模型的拟合优度较低；反之，$\hat{W}(\tau)$ 远小于 $\tilde{W}(\tau)$ 时，$R^*(\tau)$ 则接近于 1，说明模型的拟合优度较高。

2. 参数显著性检验

科恩克和巴塞特（1978）基于 Wald 方法，研究了向量 $\zeta = [\theta(\tau_1)^T, \cdots, \theta(\tau_p)^T]^T$ 的广义线性检验，提出参数显著性检验的零假设为：$H_0: R\zeta = r$。同时，选取了参数显著性检验的 T 统计量为：

$$T_n = n(R\hat{\zeta} - r)^T [RV^{-1}R^T]^{-1}(R\hat{\zeta} - r) \tag{8.16}$$

其中，$V(\tau_i, \tau_j) = [\tau_i \wedge \tau_j - \tau_i\tau_j] H_n(\tau_i)^{-1} J_n(\tau_i, \tau_j) H_n(\tau_j)^{-1}$，R 为 $(q \times p)$ 维向量矩阵，r 是 q 维向量，且 R 和 r 都是已知的。

在原假设成立条件下，统计量 T_n 渐近服从 χ_q^2 分布，其中 q 为矩阵 R 的秩。当检验单个回归系数显著性时 $q = 1$。这样便构造了检验回归系数显著性的统计方法，可以得到不同的显著性水平下参数估计量是否具有统计上的显著性。

3. 非对称性检验

非对称性检验是分位回归模型区别于普通回归模型的一种重要检验方法。通过非对称性检验，表明所建立的分位回归模型优于均值回归模型。因此，针对 Lee – Carter 模型框架下 k_t 预测方法的改进，能否通过非对称性检验有着重要的意义。

科恩克和巴塞特（1982）提出了关于分位回归模型的非对称性检验方法，即通过判断不同分位数 τ 所对应的回归参数（回归方程斜率）是否相等的方法，这种方法也可以直接用到 QAR 模型中。因此，对建立的 k_t 的 QAR(p) 模型，进行非对称性检验时，零假设设定为：

$$H_0: \theta(\tau_1) = \theta(\tau_2) = \cdots = \theta(\tau_q) \tag{8.17}$$

其中，θ 是指不包含常数项的解释变量对应的 $(p-1)$ 维参数列向量。科恩克和肖（2006）基于 Wald 统计量提出了 QAR 模型非对称性的检验方法，认为检验不同分数的回归系数是否相等，只需检验 $\theta_j(\tau) = \mu_j$，$j = 1, \cdots, p$ 是否成立，即检验：

$$\begin{bmatrix} 0 & 1 & 0 & \cdots & 0 \\ 0 & 0 & 1 & \cdots & 0 \\ \vdots & \vdots & \vdots & \ddots & \vdots \\ 0 & 0 & 0 & 0 & 1 \end{bmatrix} \cdot \begin{bmatrix} \theta_1(\tau) \\ \theta_2(\tau) \\ \vdots \\ \theta_p(\tau) \end{bmatrix} = \begin{bmatrix} \mu_1 \\ \mu_2 \\ \vdots \\ \mu_p \end{bmatrix} \tag{8.18}$$

是否成立，其中 μ_1，$\cdots$，μ_p 为未知参数。科恩克和肖（Koenker & Xiao，2006）构造的统计量，渐近服从自由度为（$p-1$）（$q-1$）的 χ^2 分布。如果拒绝原假设，表明不同分位点处的回归系数值（斜率值）不相等，QAR 模型具有非对称性，对 k_t 建立分位自回归模型是恰当的；如果不能拒绝原假设，表明不同分位数点处的回归系数值（斜率值）均相等，对 k_t 建立分位自回归模型无意义。检验统计量的具体表达式此处不再给出，详细情况请参考科恩克和肖（2006）。

4. 误差项的自相关检验

分位自回归模型误差项的自相关检验，可以根据传统的时间序列模型来构建。博克斯和皮尔斯（Box & Pierce，1970）构建了 Q 统计量，来检验残差序列是否为白噪声过程。直接将 Q 统计量引入 QAR 模型的残差自相关检验中，Q 统计量为：

$$Q(q) = n \sum_{j=1}^{q} r_{j,\tau}^2 \sim \chi^2(q-p) \tag{8.19}$$

式（8.19）所示的 Q 统计量，渐近服从 $\chi_\alpha^2(q-p)$ 的分布，其中 n 表示样本容量，$r_{j,\tau}$ 表示不同分位点处残差序列的自相关函数值，q 表示自相关系数的个数，p 表示 QAR 模型的最大滞后阶数，α 表示显著性水平。接下来，针对 k_t 的 QAR（p）模型建立假设检验，相应的零假设为 H_0：$\rho_{1,\tau} = \cdots = \rho_{q,\tau} = 0$。若零假设成立，则表明 k_t 的 QAR（p）拟合模型较为合适；若拒绝了零假设，则表明 k_t 的 QAR（p）拟合模型的残差不服从白噪声过程，残差中尚存未提取信息，因此模型的拟合不恰当。具体的判别规则为：当 $Q \leqslant \chi_\alpha^2(q-p)$ 时，则无法拒绝零假设 H_0；反之，当 $Q > \chi_\alpha^2(q-p)$，则拒绝 H_0。

（四）预测

k_t 的建立的 QAR(p) 模型在通过参数估计以及以上的模型的诊断与检验后，如果建立的模型较为合适，接下来应对 k_t 进行预测。国内外有很多学者对 QAR 模型的预测方法进行了探讨，其中尼格里奥（2007）最早提出了 QAR 模型的一步预测和多步预测方法。对于时间序列 $\{k_t\}$，$t=1, 2, \cdots, T$，建立的 QAR(p) 模型，理论上第 τ 分位数回归直线在第 $T+1$ 期 k_t 的值应按下式计算。

$$k_{T+1}(\tau) = \hat{Q}_{k_{T+1}}(\tau \mid k_T, k_{T-1}, \cdots, k_{T+1-p})$$
$$= \hat{\theta}_0(\tau) + \hat{\theta}_1(\tau)k_T + \hat{\theta}_2(\tau)k_{T-1} + \cdots + \hat{\theta}_p(\tau)k_{T+1-p} \quad (8.20)$$

其中，$\hat{\theta}_0(\tau)$，$\hat{\theta}_1(\tau)$，$\cdots$，$\hat{\theta}_p(\tau)$ 为参数的估计值，k_T，k_{T-1}，$\cdots$，k_{T+1-p} 都是已知的样本值。以上方法便是分位自回归的一步预测法，与 ARIMA 模型的静态预测方法相类似。尼格里奥（2008）在一步预测法的基础上又探讨了多步预测法，根据该方法建立 k_t 的多步预测公式：

$$k_{T+s}(\tau) = \tilde{x}'_{T+s}\hat{\theta}(\tau) \quad (8.21)$$

其中，T 为 k_t 样本数据的容量，s 为预测期，$\tilde{x}'_{T+s} = [1, \tilde{k}_{T+s-1}, \cdots, \tilde{k}_{T+s-p}]'$。在进行多步预测的过程中，如果没有实际的样本值，则采用 QAR 模型的预测值代入。因此，该方法也可以看作是传统 ARMA 模型的静态预测法与动态预测法的结合。

二、实证检验与比较分析

（一）数据处理

由于分位自回归模型方法的特殊性，本节对死亡率数据进行分组。将人口死亡率按 5 岁一个年龄段进行分组，即 $0 \sim 4$ 岁，$5 \sim 9$ 岁，$\cdots$，$75 \sim 79$ 岁。由于 80 岁以上人口数量较少，所得到的死亡率的可信度较低，因此，将不再采用 80 岁及以上人口的死亡率进行研究。

（二）Lee – Carter 模型的参数估计

1. α_x 与 β_x 的估计

根据 Lee – Carter 模型的参数估计的步骤，可以分别计算得到各参数的估计结果，首先来通过图 8.9 与图 8.10 来显示 α_x 与 β_x 的估计值。

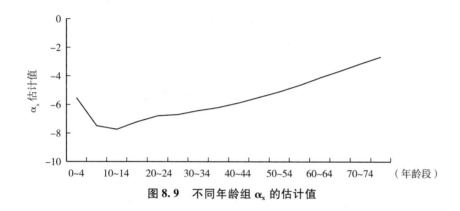

图 8.9　不同年龄组 α_x 的估计值

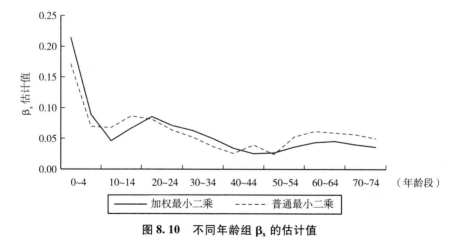

图 8.10　不同年龄组 β_x 的估计值

从图 8.9 中可见，α_x 随着年龄组的增加，呈现出先降后增的趋势，这一点很好地体现了死亡率随年龄变化的趋势。同时可以看到，α_x 的最小值落入了 10~14 岁这一年龄组，表明人口死亡率随年龄变化的驻点在 10~14 岁之间，这些结果均符合中国人口死亡率的一般规律。图 8.10 给出了不同年龄组 β_x 的估计值，其中实线代表了加权最小二乘法（WLS）下得到的估计结果，虚线代表了普通最小二乘法（OLS）下得到的估计结果。总体上，β_x 随着年龄组呈现递减趋势，低年龄组的 β_x 值较高，高年龄组 β_x 值较低，说明了低年龄组的死亡率与时间 t 的交互效应较为明显，即死亡率改善在低年龄组产生的效果要强于高年龄组。通过对比 WLS 和 OLS 下的估计结果发现，在低年龄组 WLS 估计得到的 β_x 值的大于 OLS 的估计值，而在高年龄组 WLS 估计得到的 β_x 值下于 OLS 的估计值。这一结果意味着，在 WLS 方法下，低年龄组的 β_x 与 k_t 的交互效应更加显著，即低年龄组的人口死亡率改善效果更强；高年龄组的 β_x 与 k_t 的交互效应变得更小，则高年龄组的人口死亡率改善效果更弱。

2. k_t 的估计

k_t 的估计值的变动趋势，如图 8.11 所示。k_t 随时间 t 大体上呈线性递减趋势，但是在线性趋势下存在着一些波动。表明死亡率随时间推移而减小的速度较为稳定，与历史死亡率总体趋于下降的特征一致。其中，波动较为明显的点位于 1998 年与 2008 年，这两年的死亡率水平偏高主要与当年发生的自然灾害有关，如 1998 年的洪水、2008 年的汶川地震，统计学中将这样的点称为离群点或异常值（Outlier）。针对时间序列 k_t，如果采用一般的 ARIMA 模型建模，为了保证模型的精度，一般需要将异常值去掉，这样会损失大量样本信息。因此，采取分位自回归对 k_t 来建模，不需要去掉异常值，既可以保留尽可能多的样本信息，又可以对死亡率的波动性进行分析，较传统的时间序列建模方法具有明显的改善效果。

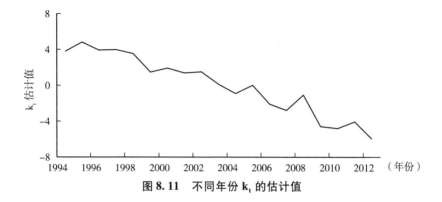

图 8.11　不同年份 k_t 的估计值

（三）基于分位自回归模型的实证分析

1. 模型的识别

针对时间序列 k_t 建立分位自回归模型，首先要对原始序列 k_t，t = 1994，1995，…，2012，进行平稳性检验。迪基和富勒（Dickey & Fuller，1979）提出了平稳性的单位根检验方法，随后很多学者采取不同的统计量建立了多种平稳性的检验方法，然而这些方法各有优缺点。为了保证检验结果的稳健性，采取了平稳性检验最常用的三种方法，分别为 ADF、PP（Phillips & Perron，1988）和 ZA（Zivot & Andrews，1992）检验。检验结果如表 8.1 所示。

表 8.1　　　　　　　　　　k_t 序列平稳性检验结果

序列	ADF 检验		PP 检验		ZA 检验	
	统计量	P 值	统计量	P 值	统计量	P 值
原始序列	− 0.3276	0.5039	− 20.3481	0.02241	− 5.6555	0.3524
一阶差分序列	− 3.3215	0.0000	− 21.1301	0.0179	− 4.2969	0.0000

由表 8.1 可见，原始序列 k_t 在三种平稳性检验方法下 P 值均较大，不具有平稳性。接下来，对原始序列 k_t 的一阶差分序列再次进行平稳性检

验。结果显示，在三种方法下检验得到的 P 值均较小，其中 P 值最大的为 PP 检验下的 0.0179，该结果也能保证一阶差分的平稳性在 98% 的水平下显著。因此，对 k_t 的一阶差分序列建立分位自回归模型。

接下来，需要确定分位自回归模型的最大滞后阶数。由于分位自回归模型具有多个分位点，这就要求针对每一个分位点都要确定最大滞后阶数，并且在不同的分位点其最大滞后阶数不同，这样便增加了分位自回归模型确定最大滞后阶数的难度。在实践中，通常采用一定的判定准则反复多次的尝试，最终来确定。选取 7 个重要分位点，同时采用 AIC 和 BIC 准则，来判断针对 k_t 的一阶差分序列建立分位自回归模型的最大滞后阶数，结果列示于表 8.2 中。表 8.2 给出了最大滞后阶数分别为 1，2 和 3 时的不同分位点下的 AIC 与 BIC 值，相对于 QAR(1) 模型，QAR(2) 模型在不同分位点处的 AIC 与 BIC 的值都有显著的改善。如 0.5 分位点处，AIC 的值从 58.46 降低到 43.48，降低幅度为 25.6%；BIC 的值从 60.13 降低到 45.80，降低幅度为 23.8%。这说明不同的分位点下，QAR(2) 模型都要优于 QAR(1) 模型。下面比较 QAR(3) 与 QAR(2) 模型的优劣，在各个分位点下，AIC 值和 BIC 值的降低幅度变小。如 0.5 分位点处，AIC 的值从 43.48 降低到 38.12，降低幅度为 12.3%；BIC 的值从 45.80 降低到 40.95，降低幅度为 10.6%。当滞后阶数为 4 时，AIC 与 BIC 的值仅有微小的降低幅度，因此表 8.2 中未列示。尽管适当增加滞后阶数，可增加分位自回归模型的拟合优度，但同时降低了自由度，因此将模型的最大滞后阶数限定在 3。以 AIC 与 BIC 值的大小，以及模型参数估计的显著性为依据，针对不同的分位点，在 QAR(2) 和 QAR(3) 之间选择最优模型。

表 8.2　　　　　　　　不同分位点、不同滞后阶数的 AIC 与 BIC 值

分位点	QAR(1)		QAR(2)		QAR(3)	
	AIC	BIC	AIC	BIC	AIC	BIC
0.05	53.97	55.64	33.23	35.54	27.13	29.96
0.10	55.81	57.48	34.49	36.81	28.75	31.58

分位点	QAR(1)		QAR(2)		QAR(3)	
	AIC	BIC	AIC	BIC	AIC	BIC
0.25	55.53	57.20	38.84	41.16	33.83	36.66
0.50	58.46	60.13	43.48	45.80	38.12	40.95
0.75	58.40	60.07	49.43	51.75	42.86	45.69
0.90	63.41	65.08	49.18	51.50	48.51	51.34
0.95	63.15	64.82	47.45	49.77	46.89	49.72

2. 参数估计与检验

分位自回归模型的特殊之处在于，不同的分位点可能存在不同的最优滞后阶数，因此在这里还要配合参数的显著性检验来确定最合适的模型。接下来，在上一步模型识别的基础上，进行模型的参数估计与检验。分位自回归模型参数估计的前提是随机误差项 u_t 是一个白噪声过程，并同时假设误差项序列 u_t 为 i.i.d. 的。因此，基于上述假设，得到不同分位点处 QAR 模型的参数估计，结果列示于表 8.3 中。由表 8.3 可见，不同分位点处模型的参数估计值具有显著的差异，因此，建立的分位自回归模型具有非对称性。接下来针对模型的参数显著性检验，首先来分析 QAR(1) 模型，该模型只有在 0.05、0.1 和 0.95 分位点处所有参数的显著性检验能够通过，其他分位点处均不能通过。QAR(2) 模型在 0.05，0.10，0.25，0.5 和 0.95 分位点处所有参数在 1% 的显著水平下均通过显著性检验，在 0.75 分位点处截距项与二阶滞后项不能通过显著性检验，0.90 分位点处二阶滞后项不能通过显著性检验。QAR(3) 模型，仅在 0.25 分位点处参数在 1% 的显著水平下通过显著性检验，在 0.05、0.1、0.5 和 0.75 分位点处三阶滞后项均不能在 10% 的显著水平上通过显著检验，0.9 分位点处模型可以通过 10% 显著水平上检验，0.95 分位点处模型可以通过 5% 显著水平上检验。为了得到 1% 显著水平下的最优模型，在 0.05、

0.1、0.5 和 0.95 分位点处选择 QAR（2）模型，在 0.25 分位点处选择 QAR（3）模型，在 0.75 和 0.90 分位点处无通过检验的模型可选。因此，检验通过的分位点分别为 0.05、0.1、0.25、0.5 和 0.95。

表 8.3　　　　　　　　　　分位自回归参数估计结果

参数	0.05	0.1	0.25	0.5	0.75	0.9	0.95
QAR（1）							
截距项	− 2.446 *** （− 10.66）	− 2.446 *** （− 7.74）	− 1.679 *** （− 4.21）	− 0.446 （− 0.73）	− 0.222 （− 0.46）	0.465 − 1.6	0.660 ** − 2.21
1 阶滞后项	− 0.634 *** （− 3.76）	− 0.634 ** （− 2.73）	− 0.463 （− 1.58）	− 0.437 （− 0.97）	− 0.654 * （− 1.86）	− 1.322 *** （− 6.21）	− 1.511 *** （− 6.90）
QAR（2）							
截距项	− 2.476 *** （− 28.30）	− 2.372 *** （− 12.70）	− 2.283 *** （− 8.77）	− 1.673 *** （− 4.685）	− 0.688 （− 1.35）	− 0.631 *** （− 5.55）	− 0.631 *** （− 7.64）
1 阶滞后项	− 1.053 *** （− 17.37）	− 1.011 *** （− 7.80）	− 0.975 *** （− 5.40）	− 0.785 *** （− 3.17）	− 1.108 *** （− 3.130）	− 1.838 *** （− 23.32）	− 1.838 *** （− 32.09）
2 阶滞后项	− 0.850 *** （− 14.23）	− 0.823 *** （− 6.45）	− 0.800 *** （− 4.51）	− 0.725 *** （− 3.06）	− 0.34 （− 0.98）	− 0.505 （− 6.50）	− 0.505 *** （− 8.95）
QAR（3）							
截距项	− 2.696 *** （− 15.06）	− 2.696 *** （− 10.94）	− 3.034 *** （− 12.07）	− 1.738 * （− 2.12）	− 1.358 ** （− 2.26）	− 0.927 * （− 2.14）	− 0.927 ** （− 2.95）
1 阶滞后项	− 1.151 *** （− 12.09）	− 1.151 *** （− 8.78）	− 1.301 *** （− 9.73）	− 0.891 * （− 2.04）	− 0.830 ** （− 2.59）	− 0.705 ** （− 3.06）	− 0.705 *** （− 4.22）
2 阶滞后项	− 1.006 *** （− 12.09）	− 1.006 *** （− 6.47）	− 1.247 *** （− 7.86）	− 0.799 （− 1.54）	− 1.028 ** （− 2.71）	− 1.286 *** （− 4.71）	− 1.286 *** （− 6.48）
3 阶滞后项	− 0.206 （− 1.56）	− 0.206 （− 1.56）	− 0.524 *** （− 3.89）	0.087 （− 0.20）	0.037 （− 0.12）	− 0.613 ** （− 2.64）	− 0.613 *** （− 3.64）

注：①表中的数据为回归模型的参数估计值，括号内为 t 统计量值 [假设残差是 i.i.d. 的，用 KB（1978）的方法计算得到近似的协方差矩阵]。② *** 表示在 1% 水平上显著，** 表示在 5% 水平上显著，* 表示在 10% 水平上显著。

3. 模型的预测效果

根据所选择的分位自回归模型，通过计算 0.05、0.1、0.25、0.5 和 0.95 分位点处 k_t 的预测值，发现 0.95 分位点处估计结果的残差不平稳，即 0.95 分位点模型的预测值不收敛，则该分位点处模型无效。通过对模型的参数检验和残差检验，便可以舍掉 0.75、0.9 和 0.95 分位点，针对中国人口死亡率预测可选择的分位点仅限于 0.05、0.1、0.25 和 0.5。由经验数据表明，人口死亡率随时间呈下降的趋势，低分位点的预测结果将获得较低的死亡率，高分位点将得到较高的死亡率。这样，所建立的分位自回归模型，舍掉了高分位点，保留了低分位点，很好地反映了未来死亡率降低的趋势，并且能够有效地应对人口死亡率被低估的现状。下面，采用分位自回归方法和均值回归方法分别对 k_t 进行预测，并对预测结果的偏差进行比较。其中，均值回归方法采用 Box – Jenkins 方法，Lee 和 Carter（1992）运用 ARIMA 模型对美国人口死亡率进行预测，该方法本质上是一种均值回归方法。根据我国人口死亡率数据，选取最优的 ARIMA（0，1，0）模型进行预测，模型表达式为

$$k_{t+1} = -0.541 + k_t + \varepsilon_{t+1} \qquad (8.22)$$

其中，-0.54 为常数项，是 k_t 一阶差分后的均值；ε 为误差项，$\varepsilon \sim N(0, \delta^2)$，且有 $\delta = 1.325$。

表 8.4 列示了不同年份 k_t 的预测值与真实值偏差的绝对值。其中，分别显示了从 1998—2002 年的 5 年的预测值与真实值偏差绝对值的均值，从 2003—2007 年的 5 年的偏差绝对值的均值，从 2008—2012 年的 5 年的偏差绝对值的均值，总均值表示从 1998—2012 年的 15 年的偏差绝对值的均值。从总均值角度看，分位回归方法在 0.5 分位点处的预测结果偏差最小，其次为 0.25 分位点处，预测偏差最大的为均值回归方法。具体来看，在 1998—2002 年，0.5 分位点处的分位回归方法与均值回归方法得到的预测偏差最小，分别为 0.643 和 0.656，且 0.5 分位点处的预测效果略优于均值回归的结果。在 2003—2007 年，0.5 分位

点处的预测偏差最小，其次为 0.1 分位点，预测偏差最大的为均值回归方法。在 2008—2012 年，0.25 分位点处的预测偏差最小，其次为 0.1 分位点，预测效果最差的为均值回归方法。由此可见，从整体上看，分位回归方法的预测效果优于均值回归方法，且其中的 0.5 分位点的预测效果最优，然而在最近的几年间，0.25 分位点的预测效果最佳。通过以上分析可知，分位回归方法能够很好地应对未来死亡率被低估的现状，且随着时间的进展，低分位点（如 0.25 分位点）的预测偏差将达到最小。针对我国未来人口死亡率的预测，没有绝对的最优分位点，选择 0.5，0.25 和 0.1 分位点进行预测，其中 0.5 分位点为整体角度的最优分位点，0.25 分位点为近期预测的最优分位点，0.1 分位点为长期预测的最优分位点。

表 8.4 不同年份 k_t 的预测值偏差平均值

年份	0.05 分位点	0.1 分位点	0.25 分位点	0.5 分位点	ARIMA
1998—2002	0.961	0.929	0.922	0.643	0.656
2003—2007	0.564	0.499	0.550	0.321	0.907
2008—2012	0.601	0.540	0.388	0.582	1.639
总均值	0.709	0.656	0.620	0.515	1.067

4. 不同年龄组死亡率预测结果

针对不同分位点下死亡率的预测结果，选取三个有代表性的年龄组来进行分析，分别为 0~4 岁年龄组（婴幼儿组）、30~34 岁年龄组（青壮年组）和 70~74 岁年龄组（老年组）。三个年龄组下的不同分位点的死亡率未来趋势的分布特征由 k_t 的趋势特征与 α_x 和 β_x 共同决定，预测结果列示于表 8.5 中。

表8.5　　　　　　　　　　不同年龄组死亡率的预测值　　　　　　　单位：%

年龄组	2015	2020	2025	2030	2035	2040	2045	2050
0~4 岁：								
0.50 分位点	0.0746	0.0398	0.0181	0.0091	0.0044	0.0022	0.0011	0.0005
0.25 分位点	0.0724	0.0316	0.0138	0.0065	0.0028	0.0013	0.0006	0.0003
0.10 分位点	0.0630	0.0333	0.0121	0.0046	0.0020	0.0008	0.0003	0.0001
30~34 岁：								
0.50 分位点	0.0996	0.0827	0.0657	0.0536	0.0434	0.0351	0.0285	0.0231
0.25 分位点	0.0987	0.0773	0.0606	0.0485	0.0379	0.0302	0.0237	0.0188
0.10 分位点	0.0947	0.0785	0.0583	0.0438	0.0342	0.0264	0.0201	0.0154
70~74 岁：								
0.50 分位点	3.1859	2.8306	2.4427	2.1461	1.8760	1.6390	1.4339	1.2535
0.25 分位点	3.1678	2.7118	2.3214	2.0150	1.7204	1.4898	1.2768	1.1018
0.10 分位点	3.0858	2.7384	2.2634	1.8865	1.6121	1.3655	1.1480	0.9701

由表8.5可以看出，每个年龄组均给出了0.5、0.25和0.1分位点的死亡率预测值，其中，0.5分位点处的预测值作为死亡率的保守估计结果，0.25分位点处的预测值作为短期与中期预测结果的参照，0.1分位点处的预测值作为长期预测结果的参照。运用分位自回归预测方法，可以得到更多的信息，通过对比分析不同分位点的预测结果，使得对未来死亡率改善的分析更加合理。具体来看，在0~4岁的婴幼儿组中，0.5分位点处的死亡率由2015年的0.0746%，下降到2050年的0.0005%，死亡率的改善幅度为99.3%，死亡率改善程度较高，且2050年0.1分位点处的死亡率为百万分之一，可见未来40年婴幼儿组死亡率改善得很充分。在30~34岁的青壮年组中，0.5分位点处的死亡率由2015年的0.0996%，下降到2050年的0.0231%，死亡率的改善幅度为76.8%，死亡率的改善程度显著低于婴幼儿组。尽管青壮年组死亡率历史数据略低于婴幼儿组，但其死亡率改善程度较大幅度的低于婴幼儿组，因此，到2050年该组人口死亡率要显著高于婴幼儿组。在70~74岁的老年组中，0.5分位点处

的死亡率由 2015 年的 3.1859%，下降到 2050 年的 1.2535%，死亡率改善幅度为 60.7%。由于老年组人口死亡率水平较高，但是其改善幅度较之前两个年龄组低。通过以上分析可知，我国未来 40 年人口死亡率的改善主要取决于婴幼儿组死亡率的改善，但随着时间的不断进展，婴幼儿组的人口死亡率将最先改善达到极限水平，此时，青壮年组和老年组人口仍有较大的改善空间。从长期来看，我国未来人口预期寿命延长的驱动力将逐渐由低年龄组向高年龄组进展。

三、总结与分析

本节提出了一种预测粗死亡率的方法——分位自回归方法。将分位自回归方法内置到 Lee – Carter 模型框架中，构建中国人口死亡率的分位自回归预测模型，对未来人口死亡率变动趋势进行预测，结论如下：

第一，针对我国人口死亡率数据所构建的分位自回归模型，通过对模型参数显著性和预测结果残差平稳性的检验，舍掉了大于 0.5 的分位点，保留了 0.5 及以下的分位点。这是否意味着中国人口死亡率的分位自回归预测模型的最高整数分位点就是 0.5？由于所选的为常用分位点，并没有对所有分位点进行检验。通过对 0.6 和 0.7 分位点处的 QAR(2) 模型进行检验，可得 0.6 分位点处模型参数均在 1% 的显著水平下通过检验，且预测结果残差平稳，而 0.7 分位点则不能通过参数显著性检验。因此，针对我国人口死亡率分位自回归模型的分位点选取上，应根据不同研究的需要，选择 0.6 及以下的分位点。

第二，通过对预测结果偏差的分析可得，任意分位点处分位回归方法的预测效果均优于均值回归方法，且 0.5 分位点处分位回归的总偏差最小，模型效果最优。然而，通过观测最近 5 年的平均预测偏差，0.25 分位点处的预测效果达到最优，且 0.1 分位点处的预测偏差也低于 0.5 分位点处。可见，未来人口死亡率改善的趋势与程度均不会逆转，低分位点在预测人口死亡率方面将发挥出越来越明显的优势，为应对人口死亡率被低估的现状提供可选的方案。建议选取0.5分位点处的预测值作为死亡率的保守估计，0.25分位点处的预测值作为短期与中期预测结果的参照，0.1分位点处的预测值作为长期预测结果的参照。

第三，运用分位自回归预测方法，可以得到更多的信息。对比分析不同分位点的预测结果，使得对未来死亡率改善的分析更加合理。通过对不同年龄组人口死亡率的预测可得，未来40年婴幼儿组死亡率改善程度较高，且很充分，进一步改善空间已不大；青壮年组死亡率历史数据略低于婴幼儿组，但其死亡率改善程度较大幅度的低于婴幼儿组，未来该组人口死亡率要显著高于婴幼儿组，死亡率仍存在进一步改善的空间；老年组人口死亡率水平较高，但是其改善幅度较之前两个年龄组低，存在较大的改善空间。从长期来看，我国未来人口预期寿命延长的驱动力将逐渐由婴幼儿组转向青壮年组和老年组。

第三篇
长寿风险度量与应对措施

第九章

保险公司长寿风险度量

　　本章以欧盟偿付能力二代框架为理论基础，将保险公司的长寿风险划分为两种类型：第一类是死亡率降低导致保险公司偿付能力不足的长寿风险；第二类是死亡率被低估导致保险公司偿付能力不足的长寿风险。进一步，本章给出一个保险公司长寿风险度量的统一框架，这个统一框架包括人口死亡率模型的选择、长寿风险度量方法的选择和实证过程。其中，在人口死亡率模型选择方面，分别给出了人口死亡率时间外推与年龄外推模型的选择标准；在长寿风险的度量方法选择方面，则给出了三种长寿风险的度量方法：压力趋势法、标准公式法和基于 TVAR 与 VaR 的随机模拟法；在实证过程中，通过选取保险公司及国家统计局公布的人口死亡率数据，在一定精算假设下，比较了不同方法下长寿风险度量值的差异，分析了极限年龄和折现率变动对长寿风险的影响敏感性。

第一节　长寿风险度量指标

　　理查德（2011）给出了用于测度长寿风险的连续型终身生存年金精算现值，表达式如下：

$$\bar{a}_x = \bar{a}_{x:\overline{\omega-x}|} \approx \frac{1}{2} + \sum_{t=1}^{\omega-x-1} {}_t p_x v^t + \frac{1}{2} {}_{\omega-x} p_x v^{\omega-x} \tag{9.1}$$

其中，ω 为极限年龄，$_tp_x$ 为 x 岁的人活过 t 年的概率，i 为折现率，v 为折现因子，其表达式为：$v = (1+i)^{-1}$。由于人寿保险公司经营的业务主要分为养老险业务和非养老险业务两大类，其中保险公司面临的人口寿命延长导致的长寿风险主要来自养老险业务，因此，本章采用生存年龄的精算现值作为保险公司长寿风险度量的绝对指标。

长寿风险度量的相对指标则更为常用。下面定义长寿风险的资本要求 LCR 为长寿风险度量的相对指标，其表达式为：

$$LCR = \left(\frac{\bar{a}^{H}_{x:\overline{\omega-x}|}}{\bar{a}^{L}_{x:\overline{\omega-x}|}} - 1 \right) \times 100\% \tag{9.2}$$

其中，$\bar{a}^{L}_{x:\overline{\omega-x}|}$ 和 $\bar{a}^{H}_{x:\overline{\omega-x}|}$ 分别为不同条件下计算得到的生存年金的精算现值，$\bar{a}^{L}_{x:\overline{\omega-x}|}$ 为较低生存率（较高死亡率）计算得到的生存年金的精算现值，$\bar{a}^{H}_{x:\overline{\omega-x}|}$ 为较高生存率（较低死亡率）计算得到的生存年金的精算现值，且 $\bar{a}^{L}_{x:\overline{\omega-x}|}$ 小于 $\bar{a}^{H}_{x:\overline{\omega-x}|}$。例如，$\bar{a}^{L}_{x:\overline{\omega-x}|}$ 为采用 2012 年人口死亡率计算得到的生存年金的精算现值，$\bar{a}^{H}_{x:\overline{\omega-x}|}$ 为采用 2013 年人口死亡率计算得到的生存年金的精算现值。由于 2013 年的人口死亡率与 2012 年相比有所降低，导致保险公司未来的给付额增加。为保证充足的偿付能力，增加的长寿风险资本要求应为式（9.2）计算得到的 LCR 值。

第二节　长寿风险度量方法

由于人口死亡率降低导致的第一类长寿风险可以通过式（9.3）来度量。

$$LCR^{I} = \left(\frac{\bar{a}^{M}_{x:\overline{\omega-x}|}}{\bar{a}^{B}_{x:\overline{\omega-x}|}} - 1 \right) \times 100\% \tag{9.3}$$

其中，$\bar{a}^{B}_{x:\overline{\omega-x}|}$ 为根据基期死亡率计算得到的生存年金精算现值，$\bar{a}^{M}_{x:\overline{\omega-x}|}$ 为根据预测期最优估计死亡率计算得到的生存年金的精算现值。因此，式（9.3）可以用来度量保险公司的第一类长寿风险。

针对人口死亡率被低估导致的第二类长寿风险，本章给出以下三种度量方法：

一、压力趋势法

压力趋势法（Stressed Trend）根据本章选取的人口死亡率时间外推模型（L－C模型），可以得到人口死亡率随时间变化的趋势路径，L－C模型一般采取ARIMA（p，d，q）来获取趋势路径。由于ARIMA（p，d，q）模型的残差服从均值为0，标准差为σ的正态分布，给定某一置信水平α，可以得到未来各年在该置信水平下的死亡率的临界值，这些临界值便构成了死亡率的压力趋势线，即在可接受的置信水平下的最低死亡率。压力趋势线与死亡率均值回归（Z＝0）线之间的差距，即为死亡率被低估的可能。基于上述原理，构造压力趋势法下死亡率被低估长寿风险的度量指标：

$$\mathrm{LCR}^{\mathrm{II}}(\mathrm{ST}_{\alpha}) = \left(\frac{\bar{a}_{x:\,\overline{\omega-x}|}^{\,Z=\Phi^{-1}(1-\alpha)}}{\bar{a}_{x:\,\overline{\omega-x}|}^{\,Z=0}} - 1 \right) \times 100\% \qquad (9.4)$$

其中，$\bar{a}_{x:\,\overline{\omega-x}|}^{\,Z=\Phi^{-1}(1-\alpha)}$为置信水平α下的死亡率临界值计算得到的生存年金精算现值，$\bar{a}_{x:\,\overline{\omega-x}|}^{\,Z=0}$为均值回归（Z＝0）得到的死亡率计算的生存年金精算现值，$\mathrm{LCR}^{\mathrm{II}}(\mathrm{ST}_{\alpha})$为在压力趋势法下得到的保险公司第二类长寿风险的度量指标。

二、标准公式法

标准公式法（Standard Formula）是在L－C模型均值回归（Z＝0）得到的死亡率的基础上降低一个固定的比例f，来有效的应对死亡率被低估的风险，调整后的死亡率为：

$$q'_{x,t} = q_{x,t} \times (1-f) \qquad (9.5)$$

其中，$q_{x,t}$为L－C模型均值回归（Z＝0）得到的死亡率，$q'_{x,t}$为降低了固定的比例 f 后的死亡率，因此，$q'_{x,t}$ 应小于 $q_{x,t}$。基于上述两个死亡率，可以构造标准公式法下保险公司第二类长寿风险的度量指标为：

$$LCR^{II}(SF_f) = \left(\frac{\bar{a}^f_{x:\overline{\omega-x}|}}{\bar{a}_{x:\overline{\omega-x}|}} - 1 \right) \times 100\% \qquad (9.6)$$

其中，$\bar{a}^f_{x:\overline{\omega-x}|}$ 为调整后的死亡率计算得到的生存年金精算现值，$\bar{a}_{x:\overline{\omega-x}|}$ 为调整前的死亡率计算得到的生存年金精算现值。

三、内部模型方法

在险价值（VaR）是欧盟第二代偿付能力标准风险度量方法，条件尾部期望（TVAR）是瑞士偿付能力测试（Swiss Solvency Test，SST）标准风险度量方法。应用在长寿风险的度量上，VaR 方法表示未来一定概率上长寿风险的最大值（死亡率的最小值），但 VaR 方法无法判断尾部极端风险发生时损失情况，TVAR 能够有效克服这一缺点。TVAR 是尾部极端风险发生时损失的均值，可以有效度量尾部极端风险的损失情况，使得保险公司可以提取充足的长寿风险准备金，避免重大损失。理查德（2011）给出了一种获取死亡率尾部分布的随机模拟方法，该方法充分运用了死亡率数据的历史信息。本章在对该方法进行适当的修正与改进的基础上，构造了基于 VaR 与 TVAR 的保险公司第二类长寿风险的度量指标。具体过程如下：

1. 选择数据集，确定所选择的死亡率数据集范围：年龄界限从 x_L 到 x_H，日历年的界限从 y_L 到 y_H。

2. 计算日历年 y_{H+1} 的年初人口暴露数，在死亡均匀分布假设下的计算公式为：

$$E_{x,y_{H+1}} = E^c_{x,y_H} - d_{x,y_H}/2 \qquad (9.7)$$

其中，$E_{x,y_{H+1}}$ 为日历年 y_{H+1} 的年初人口暴露数，E^c_{x,y_H} 为日历年 y_H 的年中人口暴露数，d_{x,y_H} 为日历年 y_H 的死亡人口数。

3. 运用 ARIMA（p，d，q）模型对 κ_y 建模，其中扰动项服从正态分布，即 $\varepsilon \sim N(0, \delta^2)$。根据扰动项的分布特征，采用 Monte Carlo 随机模拟的方法可以获取 κ_y 的随机路径，根据 L – C 模型可以分别得到 α 置信水平下日历年 y_{H+1} 的中心死亡率的 VaR_α 值和 CTE_α 值以及所有随机情景下的中心死亡率均值，分别为 $m_{x,y_{H+1}}^{VaR_\alpha}$，$m_{x,y_{H+1}}^{CTE_\alpha}$，$m_{x,y_{H+1}}^{Mean}$。

4. 在死亡均匀分布假设下，将上一步骤得到的三种中心死亡率分别转化为死亡率，即：

$$q_{x,y} = m_{x,y}/1 + 0.5m_{x,y}。$$

5. 进一步采用 Monte Carlo 随机模拟产生三种死亡率下对应的日历年 y_{H+1} 的死亡人数 $d_{x,y_{H+1}}$。其中，$d_{x,y_{H+1}}$ 服从二项分布，即：

$$d_{x,y_{H+1}} \sim B(E_{x,y_{H+1}}, q_{x,y_{H+1}}) \tag{9.8}$$

6. 重新计算随机模拟得到的日历年 y_{H+1} 的死亡率，$q_{x,y_{H+1}}^s = d_{x,y_{H+1}}/E_{x,y_{H+1}}$，并根据式（9.1）可分别计算得到三种死亡率对应的终身生存年金精算现值因子，分别为：

$$\bar{a}_{x:\overline{\omega-x}|}^{VaR_\alpha}, \quad \bar{a}_{x:\overline{\omega-x}|}^{CTE_\alpha}, \quad \bar{a}_{x:\overline{\omega-x}|}^{Mean}。$$

7. 给定一个合理的模拟次数 n，可以得到基于 VaR 与 TVAR 的保险公司第二类长寿风险度量公式分别为：

$$LCR^{II}(VaR_\alpha) = \left(\frac{\bar{a}_{x:\overline{\omega-x}|}^{VaR_\alpha}}{\bar{a}_{x:\overline{\omega-x}|}^{Mean}} - 1 \right) \times 100\% \tag{9.9}$$

$$LCR^{II}(CTE_\alpha) = \left(\frac{\bar{a}_{x:\overline{\omega-x}|}^{CET_\alpha}}{\bar{a}_{x:\overline{\omega-x}|}^{Mean}} - 1 \right) \times 100\% \tag{9.10}$$

基于 VaR 与 TVAR 的随机模拟方法用到了基数年的年中人口数和死亡人数，采用 Monte Carlo 随机模拟得到新的死亡率数据，充分利用了人口死亡状况的历史信息，使得计算结果更加的合理、可信。但这种方法，受到基数年死亡数据的限制，在以当年作为基数年的情况下，只能对下一年的长寿风险进行度量。然而，对于人寿保险公司来说，更加关注未来人口死亡率的预期变化对下一个年度的影响，因此，基于 VaR 与 TVAR 的随机模拟方法能够更加稳健的度量人寿保险公司未来一年的长寿风险。

第三节 长寿风险度量分析

一、假设与参数设定

本章研究的假设和参数设定如下：

1. 假设相同年份的保险公司经验死亡率与国民死亡率比值为常数。根据王志刚、王晓军（2014）提出的方法，用中国人寿保险业经验生命表（2000—2003）与中国国家统计局公布的2000—2003年全国人口分年龄的平均死亡率做比值，用该比值作为系数来调整国家统计局公布的1994—2012年的死亡率数据，最终得到能够衡量保险公司长寿风险的死亡率数据。

2. 假设死亡人口在1年内服从均匀分布（UDD）假设。由于我国统计局公布的死亡率数据是基于年中人口计算得到的中心死亡率，在UDD假设下，有 $q_{x,y} = m_{x,y}/1 + 0.5m_{x,y}$。

3. 假设保险公司的长寿风险均来自养老金业务，采用生存年金的精算现值可以很好地度量保险公司的长寿风险。

4. 假设2012年为研究的基期，第一类长寿风险的度量值均是基于2012年的死亡水平测算出的结果。

5. 假设我国65岁以上的高龄人口死亡率服从Gompertz模型。

6. 假设本章的研究对象为70岁的男性，且假设极限年龄为105岁，折现率为2.5%。[1]

---

[1] 极限年龄的假设依据我国人寿保险公司经验生命表的极限年龄设定，折现率假设参照我国保险公司长期以来的2.5%的折现率上限设定，考虑到我国未来人口寿命的延长与我国已于2013年取消人身保险传统寿险产品2.5%的折现率上限，本章后面将对极限年龄和折现率的变动情况做进一步的分析。

7. 假设基于 TVAR 与 VaR 的随机模拟方法计算长寿风险的随机模拟次数为 10 万次,[①] 且置信水平为 99.5%。

二、人口死亡率的时间外推

本章选取以死亡人数为权重的加权最小二乘法（WLS）作为的 L－C 模型的参数估计方法。根据上述假设，将国家统计局公布的中心死亡率数据转化为保险公司的经验死亡率数据后，直接针对死亡率数据建立 L－C 模型，具体的参数估计结果，如图 9.1～图 9.3 所示。

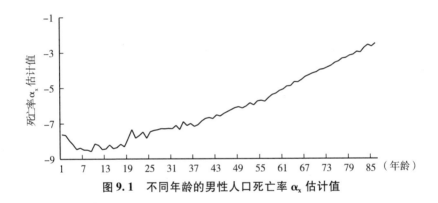

图 9.1　不同年龄的男性人口死亡率 α_x 估计值

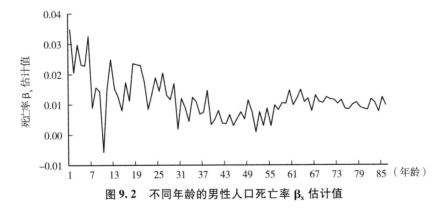

图 9.2　不同年龄的男性人口死亡率 β_x 估计值

---

① 欧洲的 Solvency Ⅱ计算风险资本要求的最低模拟次数为 1000 次。

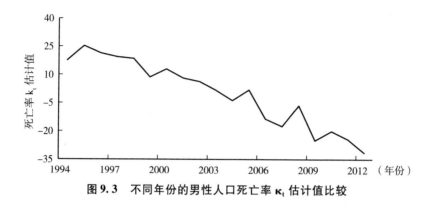

图9.3 不同年份的男性人口死亡率 κ_t 估计值比较

α_x 反映各年龄别死亡率对数变化的基数，是一个只与年龄有关的参数。由图9.1可见，α_x 随年龄的增长呈现先递减后递增的趋势，α_x 的最小值出现在年龄为8岁时。β_x 表示各年龄别死亡率对数变化趋势，也是一个只与年龄有关的参数，反映了不同年龄对数死亡率对时间变动的敏感程度。由图9.2可见，β_x 随年龄的增长呈现总体上递减的趋势，说明对数人口死亡率随着年龄的增长对时间的敏感程度逐渐降低，然而在具体年龄上 β_x 波动性较大，在年龄为9岁处 β_x 最小且为负数。κ_t 描述对数人口死亡率随时间t的变动趋势。由图9.3可见，κ_t 随时间的进展呈现递减趋势，即对数死亡率随时间呈下降的趋势。根据上述的参数估计结果，运用L－C模型便可预测得到不同年龄未来年份的死亡率结果。由于本章研究长寿风险的度量问题，因此较为关注高龄人口死亡率未来的变化趋势，图9.4给出了65～80岁男性人口未来40年死亡率的变动趋势。在图9.4中，2013年各年龄人口死亡率水平均最高，到2050年则各年龄的人口死亡率水平均最低，其他年份死亡率均匀地分布于二者之间。由图9.4中的2013年与2050年死亡率曲线形成的带状图可以看出，带状图开口不断扩张，说明随着年龄的增长，不同年份之间的死亡率差距逐渐加大，即未来高龄人口死亡率的改善程度较高，长寿风险有进一步增大的趋势。

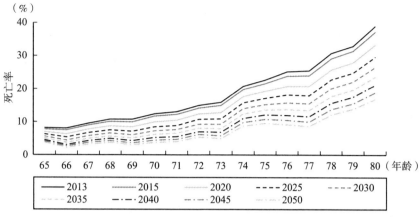

图9.4 65~80岁男性人口未来40年死亡率变动趋势

三、高龄人口死亡率的年龄外推

假设我国65岁以上的高龄人口死亡率服从 Gompertz 模型，选择65～80岁①人口死亡率作为基础数据，拟合80岁以上人口死亡率。Gompertz 模型的参数估计结果如表9.1所示。

表9.1　　　　　　　Gompertz 模型参数估计结果

参数	年份				
	2013	2020	2030	2040	2050
B	6.63E－06 ***	4.41E－06 ***	2.46E－06 ***	1.37E－06 ***	7.59E－07 ***
	（－50.36）	（－37.17）	（－27.04）	（－21.49）	（－18.05）
C	1.114 ***	1.117 ***	1.122 ***	1.127 ***	1.132 ***
	（－3.15）	（－24.29）	（－17.51）	（－13.8）	（－11.5）

注：①表中的数据为 Gompertz 模型的参数估计值，括号内为 t 统计量值，*** 表示在1%水平上显著。

———————

① 由于80岁以上人口暴露数较少，导致死亡率数据波动较大，可信度较低，因此，本章选择65～80岁人口死亡率作为基础数据，80岁以上人口死亡率通过 Gompertz 模型来拟合。

由表9.1可见，各年份的 Gompertz 模型的参数 B 和 C 的估计值的显著水平均达到1%，统计上显著性较高。针对 L－C 模型预测得到的未来年份65~80岁人口死亡率采用 Gompertz 模型进行年龄外推，得到81~120岁的未来各年人口死亡率，如图9.5所示。在图9.5中，2013年各年龄人口死亡率水平均最高，2050年各年龄的人口死亡率水平均最低，其他年份死亡率均匀地分布于其中，这一点与图9.4中死亡率在不同年份的分布规律相似。然而，与图9.4不同的是，随着年龄的不断提高，人口死亡率增长的斜率呈现先增加后减小的趋势，在120岁的邻近区间，死亡率增长较为平缓，这一点也符合发达国家高龄人口死亡率的分布状况。

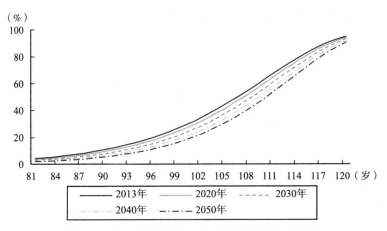

图9.5 81~120岁男性人口未来年份死亡率趋势

四、保险公司长寿风险度量结果分析

（一）保险公司第一类长寿风险度量结果

对于保险公司第一类长寿风险的度量，首先计算2012年70岁男性的生存年金精算现值为 13.12，其中，计算所采用的折现率为 2.5%，极限年龄为 105 岁。将 2012 年 70 岁男性的生存年金精算现值作为基数，计算得到未来各年的长寿风险资本要求（LCR），其结果列示于表 9.2 中。表 9.2 中的第一行是基于 L-C 模型均值回归（Z=0）得到的死亡率预测结果计算的生存年金精算现值，且分别列示了未来各年年金系数的结果。表 9.2 中的第二行为长寿风险资本要求（LCR），该结果是在 L-C 模型计算得到的第一行的生存年金精算现值的基础上，以 2012 年 70 岁男性的生存年金精算现值为基础计算得到。由此可见，未来各年随着死亡率的不断降低，生存年金精算现值不断增大，导致保险公司的给付水平不断上升，与 2012 年相比较，2013 年保险公司的给付水平比 2012 年增加 4.84%，2020 年增加 10.25%，2030 年增加 17.65%，2040 年增加 24.43%，2050 年增加 30.76%。从另外一个角度来说，为了应对长寿风险导致的保险公司偿付能力不足，在 2013 年保险公司应该额外增加 4.84% 的长寿风险准备金，即 2013 年保险公司的长寿风险资本要求为 4.84%，以此类推，到 2050 年，为保持保险公司偿付能力的充足，需要提足的长寿风险资本要求已高达 30.76%。可见，2012—2050 年接近 40 年的时间，长寿风险将会对保险公司产生重大的影响，如果不能保证充足的长寿风险资本要求，将导致保险公司破产等事件的发生。然而，对于保险公司来说更加关注未来一年长寿风险的影响，因此，对于 2013 年长寿风险的度量显然更加关键。表 9.2 中的第三行，是基于本章提出的随机模拟方法计算得到的长寿风险资本要求。其中，通过随机模拟得到的 2013 年生存年金精算现值为 13.88，长寿风险的资本要求为 5.83%。可以发现，基于随机模拟方法得到的长寿风险资本要求大于通过 L-C 模型得到的长寿风险资本要求，说明随机模拟方法得到的死亡率更低，对长寿风险的度量更加保守。

表 9.2　　　　　　　　　　　保险公司第一类长寿风险度量值

风险度量值	年份				
	2013	2020	2030	2040	2050
年金系数（Z＝0）	13.75	14.46	15.43	16.32	17.15
LCR（L－C 模型）（%）	4.84	10.25	17.65	24.43	30.76
LCR（随机模拟法）（%）	5.83	—	—	—	—

（二）保险公司第二类长寿风险度量结果

保险公司第二类长寿风险是度量死亡率被低估的风险，以表9.2中的第一行的年金系数（Z＝0）为基数，通过式（9.4）、式（9.6）、式（9.9）和式（9.10）可以分别计算得到压力趋势法、标准公式法、随机模拟法的 VaR 和 TVAR 的第二类长寿风险的资本要求。其中，压力趋势法与随机模拟法的 VaR 和 TVAR 选取99.5%的置信水平，标准公式法根据欧盟委员会（2010）在第二代偿付能力（Solvency Ⅱ）第五次测试（QIS5）中选用的标准，即 f＝20%，具体结果列示于表9.3中。表9.3中的第一行和第二行分别为压力趋势法和标准公式法计算得到的各年份的生存年金精算现值，可见，历年标准公式法下得到的生存年金精算现值均高于压力趋势法，说明20%的死亡率的降低幅度高于 L－C 模型得到的未来死亡率的预测结果，显然标准公式法对第二类长寿风险的度量更加保守。表9.3中的第三行和第四行分别为压力趋势法和标准公式法计算得到的各年份的长寿风险资本要求。在压力趋势法下，2013年的保险公司第二类长寿风险的资本要求为5.31%，意味着在充足提取了第一类长寿风险资本要求4.84%的基础上，为了防止死亡率被低估导致的保险公司偿付能力不足，仍需要在提取5.31%的长寿风险资本要求；到了2020年第二类长寿风险的资本要求为4.83%，2030年为4.22%，2040年为3.69%，2050年为3.23%。在标准公式法下，2013年的保险公司第二类长寿风险的资本要求为7.34%，即在第一类长寿风险资本要求4.84%的基础上，为了防止死亡率被低估导致的保险公司偿付能力不足，需要再次提取7.34%的长寿风险资本要求；到了 2020 年第二类长寿风险的资本要求为6.80%，2030 年为 6.10%，2040 年为 5.46%，2050 年为 4.88%。另外，从时间的维度上可以发现，随着时间的不断进展，保险公司第二类长寿风险资本要求不断降低，说明随着未来死亡率的下降，死亡率改善越来越充分，导致死亡率被低估的可能性也随之不断降低，这一规律在压力趋势法与标准公式法下均可得出。

表9.3　　　压力趋势法和标准公式法的保险公司第二类长寿风险度量值

风险度量值	年份				
	2013	2020	2030	2040	2050
年金系数（压力趋势法）	14.48	15.16	16.08	16.92	17.71
年金系数（标准公式法）	14.76	15.45	16.37	17.21	17.99
LCR（压力趋势法）（%）	5.31	4.83	4.22	3.69	3.23
LCR（标准公式法）（%）	7.34	6.80	6.10	5.46	4.88
随机模拟法 – VaR	14.37（3.50%）				
随机模拟法 – TVAR	14.45（4.12%）				

表 9.3 中的最后两行分别为随机模拟法计算得到的 VaR 与 TVAR 的第二类长寿风险度量值。其中，括号外为生存年金精算现值，括号内为偿付能力资本要求。随机模拟法 VaR 下的生存年金精算现值为 14.37，偿付能力资本要求为 3.50%；TVAR 下的生存年金精算现值为 14.45，偿付能力资本要求为 4.12%。可见，TVAR 下的风险度量值与 VaR 下的风险度量值，二者差别较小（TVAR 度量值略大于 VaR 度量值），说明人口死亡率尾部极端风险发生的可能性较小，即未来人口死亡率的下降以及长寿风险的发生是一个循序渐进的过程，不存在厚尾分布，因此，99.5% 分位点处采用 VaR 度量长寿风险与 TVAR 度量长寿风险的区别不大。对比 2013 年不同方法下保险公司第二类长寿风险的大小可以发现，标准公式法下得到

的风险度量值最大，其次是压力趋势法，再次是随机模拟法的 VaR 度量值，最小的是随机模拟法的 TVAR 度量值。总体上来说，通过随机模拟法得到的第二类长寿风险度量值小于压力趋势法和标准公式法得到的长寿风险度量值。其原因在于随机模拟法对第一类长寿风险的度量较为充分，度量值较高，因此死亡率被低估的可能性较小；第二类长寿风险也较小。如果将第一类长寿风险与第二类长寿风险加总，即得到了总和长寿风险，图 9.6 比较了不同方法下总和长寿风险度量值的差异。在图 9.6 中，压力趋势法下总和长寿风险资本要求为 10.15%，标准公式法下总和长寿风险资本要求为 12.18%，随机模拟法 VaR 度量的总和长寿风险资本要求为 9.33%，随机模拟法 TVAR 度量的总和长寿风险资本要求为 9.95%。可见，标准公式法下的总和长寿风险资本要求最高，对长寿风险的度量最为保守；随机模拟法 VaR 度量的总和长寿风险资本要求最低，尽管该方法对第一类长寿风险的度量值最高，但其对第二类长寿风险的度量值最低，最终导致对总和长寿风险的度量值为最低；压力趋势法下的总和长寿风险资本要求略高于随机模拟法 TVAR 的度量结果，这两种方法得到的度量结果位于标准公式法与随机模拟 VaR 法之间。

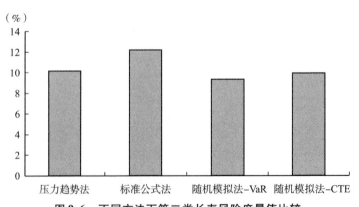

图 9.6 不同方法下第二类长寿风险度量值比较

五、极限年龄和折现率变动的敏感性分析

（一）极限年龄变动对长寿风险的影响[①]

由于人口寿命延长已经成为不可逆转的趋势，保险公司是否需要随着人口寿命的延长上调经验生命表的极限年龄？这一问题对于保险公司能否恰当的应对长寿风险与稳定经营至关重要。另外，极限年龄改变后，生命表要随之调整，设置四组极限年龄，分别为 105 岁、110 岁、115 岁和 120 岁，并将极限年龄处的死亡率设定为 1，来分别进行测算。表 9.4 给出了不同方法下生存年金精算现值（年金系数）和长寿风险资本要求随极限年龄变动的结果。其中，用于计算表 9.4 中长寿风险资本要求的生存年金精算现值的基数，在压力趋势法和标准公式法下的各极限年龄处均为 13.75，在随机模拟法下的各极限年龄处均为 13.88。由表 9.4 可见，在压力趋势法下，105 岁极限年龄处对应的生存年金精算现值为 14.47，第二类长寿风险的偿付能力资本要求为 5.31%，其他极限年龄处（110 岁、115 岁和 120 岁）的生存年金精算现值均为 14.48，第二类长寿风险的偿付能力资本要求均为 5.33%，可见，当极限年龄从 105 岁上调到 110 岁时，第二类长寿风险略有增加，然而当极限年龄从 110 岁上调到 115 岁或 120 岁时，第二类长寿风险保持不变。[②] 在标准公式法下，105 岁极限年龄处对应的生存年金精算现值为 14.76，第二类长寿风险的偿付能力资本要求为 7.34%，其他极限年龄处（110 岁、115 岁和 120 岁）的生存年金

[①]　针对极限年龄变动对长寿风险的影响，由于国内外已有的研究已探讨过极限年龄变动对第一类长寿风险的影响，因此本章重点探讨极限年龄变动对第二类长寿风险的影响。关于折现率变动的敏感性分析，理由如上，本章也重点探讨折现率变动对第二类长寿风险的影响。

[②]　表 9.4 中的数据为了与其他表格保持一致，均保留两位小数，即在极限年龄为 110 岁、115 岁和 120 岁时生存年金的精算现值均为 14.48，实际上不同的极限年龄对应的生存年金精算现值具有微小的差异，且差异均小于 0.00001，因此本章探讨的敏感性问题，仅在数据保留两位小数下进行。

精算现值均为 14.77，第二类长寿风险的偿付能力资本要求均为 7.39%，可见，当极限年龄从 105 岁上调到 110 岁时，第二类长寿风险略有增加，当极限年龄从 110 岁上调到 115 岁或 120 岁时，第二类长寿风险保持不变。在随机模拟 VaR 和 TVAR 方法下，105 岁极限年龄处对应的生存年金精算现值分别为 14.36 和 14.45，第二类长寿风险的偿付能力资本要求分别为 2.95% 和 3.45%，其他极限年龄处（110 岁、115 岁和 120 岁）的生存年金精算现值分别均为 14.37 和 14.46，第二类长寿风险的偿付能力资本要求分别为 2.95% 和 3.46%，可见，当极限年龄从 105 岁上调到 110 岁时，第二类长寿风险略有增加，当极限年龄从 110 岁上调到 115 岁或 120 岁时，第二类长寿风险保持不变。根据上述三种方法下的测算结果可知，极限年龄的变化对保险公司第二类长寿风险的影响较小，如果将目前我国保险公司经验生命表中的 105 岁的极限年龄上调为 110 岁，则会对产生微小的影响，如果进一步将极限年龄上调到 115 岁或 120 岁，则影响可忽略不计，因此，保险公司第二类长寿风险对极限年龄的变动并不敏感。

表 9.4　　　　　　　　　　极限年龄变动对长寿风险影响情况

极限年龄	压力趋势法		标准公式法		随机模拟 VaR		随机模拟 TVAR	
	年金系数	LCR 数值（%）	年金系数	LCR 数值（%）	年金系数	LCR 数值（%）	年金系数	LCR 数值（%）
105	14.47	5.31	14.76	7.34	14.36	2.95	14.45	3.45
110	14.48	5.33	14.77	7.39	14.37	2.95	14.46	3.46
115	14.48	5.33	14.77	7.39	14.37	2.95	14.46	3.46
120	14.48	5.33	14.77	7.39	14.37	2.95	14.46	3.46

（二）折现率变动对长寿风险的影响

表 9.5 给出了不同方法下生存年金精算现值（年金系数）和长寿风险资本要求随折现率变动的结果。由表 9.5 可见，在压力趋势法下，折现率

为 2% 时所对应的生存年金精算现值为 16.83，第二类长寿风险偿付能力资本要求为 6.01%；折现率为 3% 时所对应的生存年金精算现值为 15.20，第二类长寿风险偿付能力资本要求为 5.53%；折现率为 4% 时所对应的生存年金精算现值为 13.81，第二类长寿风险偿付能力资本要求为 5.10%；折现率为 5% 时所对应的生存年金精算现值为 12.63，第二类长寿风险偿付能力资本要求为 4.71%。可见，当折现率提高时，生存年金精算现值则降低，导致保险公司第二类长寿风险偿付能力资本要求也随之降低。在标准公司法下，折现率从 2% 提高到 5%，则生存年金精算现值由 17.22 降低到 12.83，长寿风险的资本要求从 8.46% 降低到 6.40%，降低的幅度分别为 25.49% 和 24.35%，可见折现率的变动对长寿风险度量值的影响较大。在随机模拟方法下也具有与压力趋势法和标准公式法相同的结论，只是随机模拟法下的第二类长寿风险度量值较低，因此受到折现率变动影响的额度也相对较小。通过上述分析可知，可以把提高折现率作为保险公司应对未来长寿风险的有力措施，然而，折现率的提高需要保险公司提供相应的投资收益率与之对应，达到资产与负债的动态匹配。较高的折现率就需要保险公司将资产的一大部分投资于股票或其他风险性资产中，尽管降低了保险公司的长寿风险，但同时也带来了更高的投资风险。因此，从保险公司整体经营的稳定性角度考虑，单纯地通过提高折现率来应对未来的长寿风险，这种方法并不理想。

表 9.5　　　　　　　　　　折现率变动对长寿风险影响情况

折现率 （%）	压力趋势法		标准公式法		随机模拟 VaR		随机模拟 TVAR	
	年金系数	LCR 数值 （%）	年金系数	LCR 数值 （%）	年金系数	LCR 数值 （%）	年金系数	LCR 数值 （%）
2	16.83	6.01	17.22	8.46	16.68	3.89	16.79	4.60
3	15.20	5.53	15.52	7.69	15.08	3.63	15.17	4.27
4	13.81	5.10	14.06	7.01	13.71	3.38	13.79	3.98
5	12.63	4.71	12.83	6.40	12.54	3.16	12.60	3.70

六、本章小结

本章以欧盟偿付能力二代框架为理论基础，度量了保险公司的两类长寿风险：第一类是死亡率降低导致保险公司偿付能力不足的长寿风险；第二类是死亡率被低估导致保险公司偿付能力不足的长寿风险。通过长寿风险度量的两个指标：生存年金精算现值和偿付能力资本要求，探讨了三种长寿风险的度量方法：压力趋势法、标准公式法和随机模拟法。在一定精算假设下，比较了不同方法下长寿风险度量值的差异，并分析了极限年龄与折现率的变动对长寿风险影响的敏感性，所得结论如下：

关于度量长寿风险采用的人口死亡率模型的选择标准。首先，对于人口死亡率时间外推模型，其选择的标准是：模型是数据驱动的，没有将主观因素嵌套在模型中；模型均具有随机性和动态性，能够产生未来死亡率的随机路径。只要具备以上标准，均可以作为长寿风险度量选取的死亡率时间外推模型。本章的目的意在探讨保险公司长寿风险度量的统一框架，并非探讨最佳死亡率模型选择的具体问题，因此给出了死亡率模型的选择标准，至于具体采用哪种外推模型，可以根据研究者的需要来决定。对于高龄人口死亡率年龄外推模型，由于一些发达国家死亡率数据库建立的较为完备，高龄人口死亡率数据充分且可信度较高，针对这样的国家在度量长寿风险时无须对死亡率进行年龄外推。然而，另外一些国家的高龄人口死亡率数据缺失严重，且可信度低，因此需要选择恰当的死亡率外推模型，其选择标准为：拟合度高、光滑性强，且符合发达国家高龄人口死亡分布的基本经验。

针对不同方法下长寿风险的度量结果。首先是随机模拟方法，随机模拟方法得到的第一类长寿风险度量值大于通过 L－C 模型得到的第一类长寿风险度量值，说明随机模拟方法能够获得更低的死亡率，对死亡率降低所产生的第一类长寿风险的度量更加保守。对于第二类长寿风险，标准公式法所得到的长寿风险度量值最大，其次是压力趋势法，随机模拟方法得到的第二类长寿风险度量值最低，其原因在于随机模拟法得到了较高的第一类长寿风险度量值，压缩了死亡率被低估的可能。将第一类长寿风险与第二类长寿风险相加得到的总和长寿风险，标准公式法的度量结果最高，随机模拟法 VaR 的度量结果最低，压力趋势法的度量结果则略高于随机模拟法 TVAR 的度量结果。从稳健性与保守性的角度来看，保险公司第一类长寿风险的度量应采取随机模拟法，第二类长寿风险与总和长寿风险的度量应采用标准公式法。

对比随机模拟方法的 VaR 与 TVAR 度量值可以发现，针对第二类长寿风险与总和长寿风险，TVAR 风险度量结果略大于 VaR 的风险度量结果，二者差别较小，说明人口死亡率尾部极端风险发生的可能性较小，即未来人口死亡率的下降以及长寿风险的发生是一个循序渐进的过程，不存在厚尾分布，因此，99.5% 分位点处采用 VaR 度量长寿风险与 TVAR 度量长寿风险的区别不大。

长寿风险对极限年龄的变动并不敏感，极限年龄的变化对保险公司长寿风险的影响较小，如果将目前我国保险公司经验生命表中的 105 岁的极限年龄上调为 110 岁，则会对产生微小的影响，如果进一步将极限年龄上调到 115 岁或 120 岁，则影响可忽略不计，因此，保险公司长寿风险对极限年龄的变动并不敏感。尽管人类寿命延长已经成为不可逆转的趋势，保险公司为应对长寿风险，目前并没有上调经验生命表的极限年龄的必要。

折现率变动对长寿风险的影响较为明显，随着折现率的提高，长寿风险不断降低，且降低的幅度较为显著。因此，提高折现率，可以作为保险公司应对未来长寿风险的有力措施，然而，折现率的提高需要保险公司提供相应的投资收益率与之对应，达到资产与负债的动态匹配。较高的折现率就需要保险公司将资产的一大部分投资于股票或其他风险性资产中。所以，尽管降低了保险公司的长寿风险，但同时也带来了更高的金融风险。对于我国目前的保险公司而言，提高折现率可以作为应对长寿风险的一个备选方案，然而较高的折现率假设，需要保险公司能够产生理想的预期回报率，一个健全和完善的金融市场是必备的前提和保证。

第十章

养老金体系长寿风险度量

第一节 风险度量的 GlueVaR 方法概述

本章基于贝勒斯—桑佩拉等（2014）提出的最新的 GlueVaR 风险度量方法，选取 1994—2012 年国家统计局公布的死亡率数据，采取 Lee - Carter 模型对人口死亡率进行时间外推，并且运用 Gompertz 模型对我国缺失的高龄人口死亡率数据进行插补，计算得到 GlueVaR 方法下的养老保险长寿风险度量值。长寿风险的 GlueVaR 度量方法与 VaR 和 TVaR 方法相比，不仅应对了尾部极端风险发生的可能性，而且该方法具有较强的灵活性，可以获取更加全面的长寿风险信息。GlueVaR 风险度量方法具有多个参数，可以满足我国养老保险管理者有效控制长寿风险的要求。

国内外大部分学者对长寿风险的度量均是采用 VaR 或 TVaR 方法，然而这两种方法存在一定的理论缺陷。其中，VaR 方法只关注最坏情形下的损失，并没有对尾部损失的分布做明确的说明，并且该方法不具备次可加性，不是一致性的风险度量方法；TVaR 方法弥补了 VaR 方法的缺陷，给出了尾部损失的分布，并且具有次可加性，是一致性的风险度量方法，但是该方法数值计算较为烦琐，且灵活性较差。贝勒斯—桑佩拉等（2014）

提出了一个新的扭曲风险度量族，即 GlueVaR 风险度量，该方法在风险度量方面具有较大的优势。GlueVaR 方法是一致性的风险度量方法，具有平移不变性、正齐次性、单调性和次可加性，具备了一个优良风险度量方法的所有性质。另外，GlueVaR 方法不仅应对了尾部极端风险发生的可能性，而且给出了尾部损失的分布，并且该方法具有较强的灵活性，可以获取更加全面的风险度量信息。贝勒斯—桑佩拉将 GlueVaR 方法运用在资产配置的风险度量中，并探讨了 GlueVaR 风险度量的尾部次可加性，认为与 VaR 和 TVaR 方法相比该方法更优。

第二节　扭曲风险度量与 GlueVaR 方法度量模型

一、扭曲风险度量

王（Wang，1995）提出了扭曲风险度量（Distortionrisk Measures）方法，该方法广泛地应用于金融保险领域。考虑一个概率空间以及在这个概率空间上所有随机变量的集合，任何的风险度量 ρ 均是从这个随机变量的集合到实数线 R 的映射，即 $X \mapsto \rho(X) \in R$。函数 g：$[0, 1] \rightarrow [0, 1]$，其中 $g(0) = 0$，$g(1) = 1$，且 g 是非减函数，这样的 g 被称为扭曲函数。

考虑一个随机变量 X 以及它的生存函数 $S_X(x) = P(X > x)$，函数 ρ_g 的表达式为：

$$\rho_g(X) = \int_{-\infty}^{0} [g(S_X(x)) - 1] dx + \int_{0}^{+\infty} g(S_X(x)) dx \quad (10.1)$$

其中，ρ_g 为一个已知的扭曲风险度量，g 是相应的扭曲风险函数。

基于以上理论可得，VaR 和 TVaR 均为扭曲风险度量。VaR 衡量的是置信水平 $\alpha(0 \geqslant \alpha \geqslant 1)$ 下随机变量 X 的 α 分位点处的临界值，即：

$$VaR_\alpha = \inf\{x \mid F_X(x) \geqslant \alpha\} = F_X^{-1}(\alpha) \quad (10.2)$$

并且，VaR 风险度量的相关的扭曲函数为：

$$\psi_\alpha(u) = \begin{cases} 0, & 0 \leq u < 1 - \alpha \\ 1, & 1 - \alpha \leq u \leq 1 \end{cases} \tag{10.3}$$

TVaR 为给定的随机变量 X 的期望超过 VaR 部分风险的度量，在置信水平 α 处的定义为：

$$\text{TVaR}_\alpha = \frac{1}{1 - \alpha} \int_\alpha^1 \text{VaR}_\lambda d\lambda \tag{10.4}$$

并且，TVaR 风险度量的相关的扭曲函数为：

$$\gamma_\alpha(u) = \begin{cases} \dfrac{u}{1 - \alpha}, & 0 \leq u < 1 - \alpha \\ 1, & 1 - \alpha \leq u \leq 1 \end{cases} \tag{10.5}$$

VaR 和 TVaR 均是扭曲风险度量，且 $\text{VaR}_\alpha(X) \leq \text{TVaR}_\alpha(X)$。扭曲风险度量具有很多优良的性质，包括同质性、平移不变性和单调性等。当扭曲函数是凹函数时，则扭曲风险度量具有次可加性。

二、GlueVaR 风险度量

贝勒斯—桑佩拉等（2014）提出了一个新的扭曲风险度量族，即 Glue-VaR 风险度量。在给定的置信水平 α 下，GlueVaR 风险度量的扭曲函数为：

$$\kappa_{\beta,\alpha}^{h_1,h_2}(u) = \begin{cases} \dfrac{h_1}{1 - \beta} \cdot u, & 0 \leq u < 1 - \beta \\ h_1 + \dfrac{h_2 - h_1}{\beta - \alpha} \cdot [u - (1 - \beta)], & 1 - \beta \leq u < 1 - \alpha \\ 1, & 1 - \alpha \leq u < 1 \end{cases} \tag{10.6}$$

其中，参数 β 是另外一个置信水平，且 $0 \leq \alpha \leq \beta \leq 1$，即 GlueVaR 度量的是介于置信水平是 α 与 β 之间的风险值。h_1，h_2 描述了扭曲函数 $\kappa_{\beta,\alpha}^{h_1,h_2}(u)$ 的形状，分别由置信水平 $1 - \beta$ 和 $1 - \alpha$ 处的扭曲生存函数得到，且 $0 \leq h_1 \leq h_2 \leq 1$。

式（10.6）所示的扭曲风险度量具有广泛的应用价值。其中 VaR_α 和 $TVaR_\alpha$ 均是该风险度量族中的特例，即 $VaR_\alpha(X)$ 和 $TVaR_\alpha(X)$ 对应的扭曲函数分别为 $\kappa_{\alpha,\alpha}^{0,0}(u)$ 和 $\kappa_{\alpha,\alpha}^{1,1}(u)$。因此，GlueVaR 风险度量与 $VaR_\alpha(X)$ 和 $TVaR_\alpha(X)$ 的关系为：

$$VaR_\alpha(X) \leqslant GlueVaR_{\beta,\alpha}^{h_1,h_2}(X) \leqslant TVaR_\alpha(X) \tag{10.7}$$

贝勒斯—桑佩拉（2014）将 $GlueVaR_{\beta,\alpha}^{h_1,h_2}(X)$ 风险度量表示为 $TVaR_\alpha(X)$，$TVaR_\beta(X)$ 和 $VaR_\alpha(X)$ 的线性组合，即：

$$GlueVaR_{\beta,\alpha}^{h_1,h_2}(X) = \omega_1 TVaR_\beta(X) + \omega_2 TVaR_\alpha(X) + \omega_3 VaR_\alpha(X) \tag{10.8}$$

且有：

$$\begin{cases} \omega_1 = h_1 - \dfrac{(h_2 - h_1)(1 - \beta)}{\beta - \alpha} \\[3mm] \omega_2 = \dfrac{h_2 - h_1}{\beta - \alpha}(1 - \alpha) \\[3mm] \omega_3 = 1 - \omega_1 - \omega_2 = 1 - h_2 \end{cases} \tag{10.9}$$

第三节　基于 GlueVaR 的死亡率外推模型

本节采用经典 Lee – Carter 模型进行建模，κ_y 的建模过程为：

$$\hat{\kappa}_{y+1} = d + \kappa_y + \varepsilon_{y+1} \tag{10.10}$$

其中，$\varepsilon_y \sim N(\mu, \delta^2)$，且 $\mu = 0$。根据残差项的正态分布假设，在给定的置信度 α 和 β 下，可以得到 ε_y 的 GlueVaR 值为：

$$\begin{aligned} GlueVaR_{\beta,\alpha}^{h_1,h_2}(\varepsilon_y) = {}& \mu + \delta \cdot quant_\alpha \cdot (1 - h_2) \\ & + \delta \cdot \frac{h_2 - h_1}{\beta - \alpha} \cdot [\phi(quant_\alpha) - \phi(quant_\beta)] \\ & + \delta \cdot \frac{h_1}{1 - \beta} \cdot \phi(quant_\beta) \end{aligned} \tag{10.11}$$

式（10.11）中，ϕ 和 Φ 分别为标准正态分布的概率密度函数和概率分布函数，且 $\mathrm{quant}_\alpha = \Phi^{-1}(\alpha)$，$\mathrm{quant}_\beta = \Phi^{-1}(\beta)$。进一步，可得第（y + s）年的 $\hat{\kappa}_{y+s}^{GlueVaR}$ 和死亡率的预测值为：

$$\hat{q}_{x,y+s}^{GlueVaR} = \exp(\hat{\alpha}_x + \hat{\beta}_x \hat{\kappa}_{y+s}^{GlueVaR}) \tag{10.12}$$

第四节　长寿风险度量分析

一、假设与参数设定

本章数据处理与假设如下：

1. 假设 2012 年为研究的基期，养老保险长寿风险的度量值均是基于 2012 年的长寿风险水平进行的测算。

2. 假设本章的研究对象为一个 70 岁的人，且假设极限年龄为 105 岁，折现率为 2.5%。①

3. 假设我国 80 岁以上的高龄人口死亡率服从 Age – Shifting 模型。

二、实证过程

基于 GlueVaR 的死亡率预测结果。根据 κ_t 的参数估计值，得到针对 κ_t 所建立的 ARIMA（0，1，0）模型，男性与女性分别为：

$$\hat{\kappa}_{y+1}^M = -2.84 + \kappa_y^M + \varepsilon_{y+1}^M,$$

$$\hat{\kappa}_{y+1}^F = -4.25 + \kappa_y^F + \varepsilon_{y+1}^F。$$

---

① 极限年龄的假设参照我国人寿保险公司经验生命表的极限年龄设定，折现率假设参照我国保险公司长期以来的 2.5% 的折现率上限设定，尽管我国未来人口寿命的延长趋势已成必然，且我国已于 2013 年取消人身保险传统寿险产品 2.5% 的折现率上限，但理论上认为养老金负债评估采取较低的折现率是合理的。

其中，扰动项的分布分别为：$\varepsilon_{y+1}^{M} \sim N(0, 8.06^2)$，$\varepsilon_{y+1}^{F} \sim N(0, 10.08^2)$。

GlueVaR$_{\beta,\alpha}^{h_1,h_2}$ 的参数设置为：$\alpha = 95\%$，$\beta = 99.5\%$，并根据贝勒斯——桑佩拉等（2014）的方法，可以得到 $h_1 = 11/30$ 和 $h_2 = 2/3$，且 $\omega_1 = \omega_2 = \omega_3 = 1/3$。因此，得到表 10.1 所示的不同风险度量方法下的扰动项的度量值及相应的参数设置。

表 10.1　　　　　　　　不同风险度量方法下的参数设置与度量值

度量方法	alpha（%）	beta（%）	h_1	h_2	度量值—男	度量值—女
GlueVaR	95	99.5	11/30	2/3	−17.75	−22.19
VaR	95	0	0	0	−13.26	−16.58
TVaR	95	0	1	1	−16.62	−20.78
TVaR	99.5	0	1	1	−23.36	−29.21

根据表 10.1 中的 GlueVaR 度量的参数设置可见，本章度量了在 [95%，99.5%] 区间上长寿风险的大小，即度量了 20 年发生一次与 200 年发生一次的尾部极端风险。在表 10.1 数据的基础上，可计算得到 GlueVaR 风险度量下未来死亡率的预测值，结果列示于表 10.2 中。由表 10.2 可见，本章的研究对象 70 岁人口的死亡率随时间持续下降，各年份女性人口死亡率均低于男性，且随着时间的进展，男女人口死亡率差距的绝对数在减少，相对数在增加。同时，随着年龄的不断增长，人口死亡率呈现上升的趋势，预测结果符合国际上人口死亡率随时间与年龄变动的基本经验。

根据表 10.2 中的数据，可计算出养老金年金系数值，其结果列示于表 10.3 中。在表 10.3 中，给出了不同年份、不同性别对应的养老金年金系数，并且分别计算了 GlueVaR（99.5%，95%）、VaR（95%）、TVaR（95%）和 TVaR（99.5%）风险度量下的养老金年金系数值。可见，GlueVaR 长寿风险度量下的养老金年金系数随着时间呈现递增的趋势，即 2020 年男性养老金年金系为 12.62，女性为 13.63；2030 年男性为 13.66，

表 10.2 　　　　　　　　　GlueVaR 度量值下的死亡率预测结果 （‰）

年龄	2020 年		2030 年		2040 年		2050 年	
	男	女	男	女	男	女	男	女
70	16.331	9.258	11.880	6.135	8.643	4.065	6.287	2.694
71	17.876	13.674	13.081	10.243	9.573	7.673	7.005	5.748
72	21.273	12.588	16.095	8.612	12.177	5.892	9.212	4.031
73	20.748	12.646	15.173	8.510	11.096	5.727	8.115	3.854
74	27.143	16.074	21.458	11.274	16.964	7.908	13.411	5.547
75	31.289	19.424	24.924	13.941	19.855	10.005	15.816	7.181
76	31.285	17.397	23.890	11.852	18.243	8.074	13.931	5.500
77	33.162	30.170	24.796	23.968	18.541	19.041	13.863	15.127
78	40.156	26.421	31.316	19.424	24.421	14.279	19.045	10.497
79	44.975	32.306	35.507	24.920	28.032	19.223	22.130	14.829
80	50.302	41.830	40.114	33.456	31.990	26.758	25.511	21.401
81	56.200	46.759	45.031	37.572	36.079	30.188	28.905	24.255
82	62.765	52.253	50.533	42.183	40.679	34.051	32.743	27.484
83	70.069	58.372	56.688	47.347	45.852	38.398	37.081	31.137
84	78.187	65.182	63.567	53.124	51.665	43.287	41.981	35.266
85	87.200	72.756	71.248	59.584	58.192	48.783	47.512	39.931
86	97.197	81.172	79.818	66.802	65.514	54.957	53.752	45.198
87	108.270	90.512	89.368	74.859	73.722	61.886	60.784	51.142
88	120.518	100.866	99.997	83.843	82.911	69.656	68.702	57.844
89	134.044	112.331	111.811	93.849	93.187	78.360	77.609	65.393
90	148.956	125.005	124.921	104.980	104.662	88.099	87.615	73.887

女性为 14.55；2040 年男性为 14.64，女性为 15.38；2050 年男性为 15.56，女性为 16.13。VaR 长寿风险度量下的养老金年金系数比 GlueVaR 度量值低，且随着时间呈现递增的趋势，即 2020 年男性养老金年金系数为 12.33，女性为 13.41；2030 年男性为 13.39，女性为 14.36；2040 年男性为 14.38，女性为 15.20；2050 年男性为 15.32，女性为 15.97。置信度为 95% 的 TVaR 度量值低于置信度为 99.5% 的 TVaR 度量值，且 GlueVaR 长寿风险度量只介于二者之间。关于 GlueVaR 度量值与 VaR 度量值以及 TVaR 度量值之间的关系，可以通过图 10.1 更加清晰地看出。图

10.1 为 2020 年不同风险度量下的养老金年金系数比较图。其中，Glue-VaR（99.5%，95%）风险度量介于 VaR（95%）风险度量与 TVaR（95%）风险度量之间，并且介于 TVaR（95%）风险度量与 TVaR（99.5%）风险度量之间。同时，从图 10.1 中可见，女性的养老金年金系数高于男性，即女性未来长寿风险的绝对数要大于男性，这也是由女性人口死亡率显著低于男性决定的。

表 10.3　　　　　　　不同长寿风险度量方法下的年金系数值

年金系数	2020 年		2030 年		2040 年		2050 年	
	男	女	男	女	男	女	男	女
GlueVaR（99.5%，95%）	12.62	13.63	13.66	14.55	14.64	15.38	15.56	16.13
VaR（95%）	12.33	13.41	13.39	14.36	14.38	15.20	15.32	15.97
TVaR（95%）	12.50	13.54	13.55	14.47	14.54	15.31	15.47	16.06
TVaR（99.5%）	12.71	13.70	13.75	14.62	14.73	15.44	15.64	16.18

注：括号内为置信度，其中 GlueVaR 风险度量的括号内，第一个置信度为 beta，第二个置信度为 alpha。

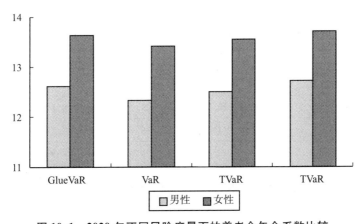

图 10.1　2020 年不同风险度量下的养老金年金系数比较

根据表 10.3 中的数据，可计算出养老金偿付能力资本要求（LCR），其结果列示于表 10.4 中。在表 10.4 中，给出了不同年份、不同性别对应的养老金偿付能力资本要求，并且分别计算了 GlueVaR（99.5%，95%）、VaR（95%）、TVaR（95%）和 TVaR（99.5%）风险度量下的养老金偿付能力资本要求值。可见，GlueVaR 长寿风险度量下的养老金偿付能力资本要求随着时间呈现递增的趋势，即 2020 年男性养老金年金系数为 20.19%，女性为 13.59%；2030 年男性为 30.08%，女性为 21.26%；2040 年男性为 39.45%，女性为 28.17%；2050 年男性为 48.25%，女性为 34.4%。VaR 长寿风险度量下的养老金偿付能力资本要求比 GlueVaR 度量值低，且随着时间呈现递增的趋势，即 2020 年男性养老金偿付能力资本要求为 17.50%，女性为 11.78%；2030 年男性为 27.52%，女性为 19.64%；2040 年男性为 37.03%，女性为 26.71%；2050 年男性为 45.98%，女性为 33.08%。同时，GlueVaR（99.5%，95%）风险度量介于 VaR（95%）风险度量与 TVaR（95%）风险度量之间，并且介于 TVaR（95%）风险度量与 TVaR（99.5%）风险度量之间。女性的养老金偿付能力资本要求高于男性，即女性未来长寿风险的相对数要大于男性，这也是由女性人口死亡率显著低于男性决定的。

表 10.4　　　不同长寿风险度量方法下的偿付能力资本要求值（%）

偿付能力资本要求	2020 年		2030 年		2040 年		2050 年	
	男	女	男	女	男	女	男	女
GlueVaR（95%，99.5%）	20.19	13.59	30.08	21.26	39.45	28.17	48.25	34.40
VaR（95%）	17.50	11.78	27.52	19.64	37.03	26.71	45.98	33.08
TVaR（95%）	19.11	12.87	29.06	20.62	38.48	27.59	47.34	33.87
TVaR（99.5%）	21.12	14.21	30.97	21.82	40.28	28.67	49.03	34.85

注：括号内为置信度，其中 GlueVaR 风险度量的括号内，第一个置信度为 beta，第二个置信度为 alpha。

图 10.2 为不同年份 GlueVaR 风险度量下的长寿风险比较图。由图 10.2 可见，养老金偿付能力资本要求随时间变化的斜率大于养老金年金

系数，意味着未来长寿风险的偿付能力资本要求的增长速度要高于养老金的给付额现值的增长速度，即从长寿风险的相对度量指标上可以得到，我国养老保险长寿风险随时间有加速增大的趋势。另外，从图 10.2 中长寿风险度量值的性别差异可见看到，养老金年金系数的性别差异较小，而偿付能力资本要求的性别差异较大，即我国养老保险中女性长寿风险在未来要显著高于男性。

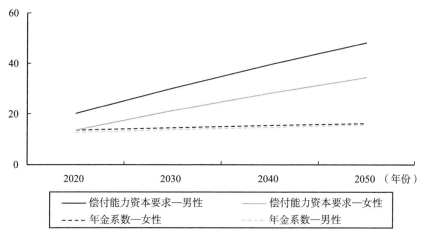

图 10.2　不同年份 GlueVaR 风险度量下的长寿风险比较

注：图 10.2 中偿付能力资本要求的单位是％，而年金系数无单位。

三、结果分析

本章基于 GlueVaR 风险度量方法，对我国养老保险的未来年份的长寿风险进行度量，并将度量结果与 VaR 和 TVaR 度量结果进行比较，得到如下结论：

与 VaR 和 TVaR 方法相比，长寿风险的 GlueVaR 度量方法不仅应对了尾部极端风险发生的可能性，而且该方法具有较强的灵活性，可以获取更加全面的长寿风险信息。GlueVaR 风险度量方法具有多个参数，一方面可以满足我国养老保险管理者有效控制长寿风险的要求，另一方面也可以满足养老金计划参与者预期较高的养老金回报的要求。

通过对不同性别、不同年份长寿风险的度量，在两种度量指标下（养老金年金系数与养老金偿付能力资本要求），均得到以下关系式

$$VaR_{95\%} \leqslant GlueVaR_{99.5\%,95\%}^{11/30,2/3} \leqslant TVaR_{99.5\%}，TVaR_{95\%} \leqslant GlueVaR_{99.5\%,95\%}^{11/30,2/3} \leqslant TVaR_{99.5\%}$$

即 GlueVaR 风险度量值介于 VaR（95%）风险度量值与 TVaR（95%）风险度量值之间，并且介于 TVaR（95%）风险度量值与 TVaR（99.5%）风险度量值之间。

采用偿付能力资本要求作为长寿风险的度量指标能够更好地度量我国未来长寿风险的变动情况。通过偿付能力资本要求指标下的 GlueVaR 长寿风险度量值，可以发现我国养老保险长寿风险随时间有加速增大的趋势，并且未来长寿风险的性别差距较大，女性长寿风险显著高于男性。

第十一章

养老金体系应对长寿风险的
退休机制分析

世界范围内的人口老龄化和人口寿命延长使各国养老金系统的支付能力和财务可持续性面临挑战，继而纷纷采取各种改革措施缓解支付压力。其中，随预期寿命延长，逐步提高法定退休年龄或法定养老金退休年龄是世界各国普遍采用的改革办法。例如，美国早在 1983 年的《社会保障法案》修正案中，就明确了逐步延迟退休年龄的政策，从 2003 年 65 岁队列开始每年推迟 2 个月退休，到 2017 年将退休年龄逐渐提高到 67 岁。2007年，德国联邦议院决定从 2012 年起将退休年龄每年推迟 1 个月，从 2024年起每年推迟 2 个月，到 2029 年推迟到 67 岁退休（Fehr，2010）。法国的改革是逐步提高领取全额养老金的缴费年限，从 2008 年的 40 年提高到 2012 年的 41 年，如果一个人从 20 岁开始工作并连续缴费，2012 年退休年龄将从 60 岁提高到 61 岁（OECD，2011）。瑞典 1914 年建立的公共养老金计划规定的退休年龄是 67 岁，为应对人口老龄化和人口长寿压力，1998 年在公共养老金体系中引入名义账户制，使养老金领取与缴费年数和缴费水平之间建立了直接的联系，领取养老金的最低年龄是 61 岁，但没有最高年龄限制，人们可以依据养老金水平决定养老金领取，从而退休年龄是可变的（OECD，2013）。

在我国，人口预期寿命从中华人民共和国成立时的 44.59 岁（联合国人口司，2012），提高到 1990 年的 68.55 岁，2010 的 74.83 岁。但城镇职工法定退休年龄政策一直延续 20 世纪 50 年代的规定，男职工为 60 岁，女职工为 50 岁，女干部为 55 岁。较早的退休年龄加大了养老金的支付压力，据世界银行测算，2001—2075 年中国社会养老保险的支付缺口约占 2001 年 GDP 的 95%（Sin，2005）。为了缩小养老金支付缺口，一些学者对延迟退休年龄问题做了相关研究。郑功成（2012）认为，影响退休年龄的相关因素包括人均预期寿命、劳动力供求状况、受教育年限、人口老龄化程度等，由于人均预期寿命延长和人口老龄化已不可逆转，应该采取适当延长工作年限的措施应对养老金的支付缺口。李珍（2013）研究发现，进一步提高缴费年限是养老保险制度参量改革的重要内容。提高最低缴费年限的目的是为了防止过早退休，强制延长缴费期，惩罚晚工作人群。本章从国际比较的角度探讨了人口寿命延长与延迟退休之间的机制关系，并且分析了国际上的人口寿命延长与延迟退休的实践经验，通过对我国人口寿命延长趋势的研究，探讨了延迟退休对我国养老金支付压力的影响，以及对我国养老保险制度抚养比的影响。在一定精算假设下，进一步研究了经济、制度等因素变动对养老金支付压力的敏感性，得出在人口寿命延长的总体趋势下，延迟退休对缓解我国的养老金支付压力的相关结论。

第一节 退休机制的国际现状

本章选取在养老金制度改革和延迟退休年龄方面有鲜明特点的六个国家进行经验分析，这六个国家分别为英国、丹麦、德国、日本、瑞典和加拿大。尽管这些国家彼此间的养老保险制度有所差异，但是在面临人口寿命延长这一问题时，都采取了延迟退休的政策，并产生了较好的效果。由于很多发达国家都有避免就业年龄歧视的相关法律，因此，本章所用的法定退休年龄，国际上更常用的表述是养老金退休年龄，指人们开始领取全额养老金的年龄。除了全额领取养老金的年龄，也会规定最早领取养老金的年龄，指可以开始领取养老金的最低年龄，但相应的养老金水平会降低。

一、退休年龄随预期寿命的调整机制

（一）退休年龄随预期寿命的直接调整

在世界各国中，直接将退休年龄与预期寿命相关联的国家较少，英国和丹麦是其中的典型代表，但两个国家的退休年龄随预期寿命的调整方式有所区别。在国际上，退休年龄随预期寿命变化的直接调整方式有两种：①按照退休年龄余寿保持不变的原则延迟退休年龄，即随着预期寿命的提高一直保持退休后的平均剩余寿命保持不变；②按照缴费年数与领取年数的比值保持不变的原则延迟退休年龄（米海杰，2014）。丹麦采取的是第一种调整方式，规定自 2028 年起，按照该方式延迟退休年龄，这样便可直接降低养老保险制度抚养比，使制度支出成本相对减少。英国养老金委员会则提议采取第二种方式，然而在 2005 年的议会中并没有通过，只通过了按确定时间表逐步提高退休年龄的方案。从公平性的角度来讲，特纳（Turner，2005）认为第二种调整方式是公平的。

（二）退休年龄随预期寿命的间接调整

退休年龄与预期寿命的间接调整机制是指通过养老金待遇水平与预期寿命直接关联，进一步根据养老金待遇水平来调整退休年龄，这是世界各国的普遍做法。德国和日本是传统的待遇确定型（DB 型）养老金计划的代表国家，这两个国家均是采取的退休年龄与预期寿命的间接调整机制。

1. 日本的调整机制

日本的退休年龄与预期寿命的间接调整机制。首先，根据退休年龄余寿的变化率调整养老金待遇水平，使养老金待遇水平与余寿变动的百分比保持一致；接下来，再根据待遇水平来调整退休年龄，这一步主要是根据当局者的意向来调整，主观性较强。养老金待遇水平随预期寿命调整的公式为：

$$P_t^a = P_t^b \times \frac{LE_{t_0,r}}{LE_{t,r}} \tag{11.1}$$

其中，t_0 为基准年，r 为退休年龄，LE_t 为 t 年退休年龄 r 的余寿，P_t^b 为 t 年调整前的养老金待遇，且：

$$A = \frac{LE_{t_0,r}}{LE_{t,r}} \tag{11.2}$$

其中，A 为调节因子，表示退休年龄余寿的变动比率。为了使得养老金待遇水平保持不变或随通胀指数进行调整，就需要不断地调节因子 A，得到一个合适的退休年龄能够满足上述的养老金待遇水平，这个过程就是日本的退休年龄与预期寿命的间接调整机制。

2. 德国的调整机制

德国采取一个内置的精算调节因子来实现养老金待遇与预期寿命的关联。其中，该调节因子的重要决定因素为退休年龄，这样该机制可以通过精算调节因子来实现退休年龄与预期寿命的间接调整机制。

德国 t 年退休者 i 的养老金待遇计算公式为：

$$B_{t,i} = PV_t \times EP_i \times AA_i \tag{11.3}$$

其中，PV_t 为 t 年的养老金价值；EP_i 为参保者在退休前通过缴费获得的积分点数，由参保者缴费历史决定；AA_i 为精算调节因子，由退休年龄决定。养老金价值 PV_t 的计算公式如下：

$$PV_t = PV_{t-1} \times \frac{ANW_{t-1}}{ANW_{t-2}} \tag{11.4}$$

其中，ANW_t 为扣除公共和私人养老金缴费的平均净收入。根据式（13.3）可知，当预期寿命发生变化时，通过调节退休年龄来控制精算调节因子，调节参保者进入退休期的时间，进而影响养老金的待遇水平。然而，一旦参保者进入了退休期，EP_i、AA_i 将保持不变，对养老金的调整

进一步需要通过对 PV_t 的调节来实现。对于 PV_t 的调节，德国采用的是一个由制度抚养比构成的可持续因子 A，将预期寿命与养老金待遇进行关联，同时制度抚养比间接的将预期寿命与退休年龄相关联。

（三）自动调整机制中的退休年龄与预期寿命

瑞典和意大利均是采用名义账户计划（NDC 计划）的国家。在 NDC 计划下，采用个人账户的方式记录个人缴费和结余资金的利息收入，账户余额代表个人拥有的养老金权益，养老金水平由退休时的个人账户余额和由平均寿命构成的年金系数共同决定（米海杰，2014），这样便建立了养老金待遇水平与预期寿命的自动调节机制。本质上这种自动调节机制也是一种间接的调节机制，通过建立预期寿命与养老金待遇水平的关联，间接地实现与退休年龄的管理。

1. 瑞典的调整机制

瑞典的退休年龄与预期寿命的调整机制是通过一个与偿付能力相关联的自动平衡机制建立的。在现收现付的养老金体系下，通过平衡养老金资产与负债来实现养老金系统的长期可持续发展。在整个资产负债的平衡模型中，人口的预期寿命与退休年龄作为其中的参数，当改变这些参数时，模型将会重新建立一种平衡状态。现收现付制下的资产与负债平衡的基本关系为：

$$V_t = CA_t \tag{11.5}$$

其中，V_t 为 t 年的负债，CA_t 为 t 年缴费资产。在缴费资产与缴费负债中分别包含与预期寿命和退休年龄相关的参数。

首先来分析缴费资产 C_t 的表达式：

$$CA_t = C_t \cdot TD \tag{11.6}$$

其中，C_t 为当年缴费，TD 为缴费周转期，即从积累养老金权益的平均年龄到开始领取养老金的平均年龄的时期长度。塞特尔格恩（Settergren，2005）认为，TD 是由包含经济、人口与制度参数的函数决定的，退休年龄涵盖在制度参数中。在稳态下，推导出了缴费周期 TD 的计算公式为：

$$TD = pt_r + pt_c = A_r - A_c \tag{11.7}$$

式（11.7）建立了退休年龄与缴费周转期之间的联系，进一步建立了退休年龄与缴费资产之间的联系。其中，pt_r 表示参保者死亡时平均年龄与平均退休年龄之差，即平均退休年龄到预期寿命间的时间长度；pt_c 为参保者平均退休年龄与平均参保年龄之差，即参保者平均缴费年龄到平均退休年龄的时间长度；A_r 与 A_c 则分别表示以养老金金额为权重的 pt_r 与 pt_c 的加权值。

在具体的缴费资产 CA_t 的计算中，C_t 与 TD_t 均采取年度平滑值，即：

$$\overline{C_t} = \frac{C_t + C_{t-1} + C_{t-2}}{3} \cdot \left[\frac{C_t}{C_{t-3}} \cdot \frac{CPI_{t-3}}{CPI_t} \right]^{1/3} \cdot \frac{CPI_t}{CPI_{t-1}} \tag{11.8}$$

$$\overline{TD_t} = \text{median} \left[TD_{t-1}, TD_{t-2}, TD_{t-3} \right] \tag{11.9}$$

其中，CPI_t 为 t 年消费者价格指数。

下面来分析瑞典名义账户制下的养老金负债：

$$V_t = \sum_i NDC_{t,i}^a + \sum_i 12 B_{t,i} \left[\frac{a_{t,i} + a_{t-1,i} + a_{t-2,i}}{3} \right] \tag{11.10}$$

其中，V_t 为 t 年末的养老金负债，$NDC_{t,i}^a$ 为 t 年末缴费者 i 的名义账户余额，$B_{t,i}$ 为 t 年 i 岁退休者的每月养老金，$a_{t,i}$ 为 t 年 i 岁退休者的年金系数（王淑珍，2013）。式（11.10）中的前半部分为缴费者的负债，后一部分为领取者的负债。在负债模型中，退休者的年金系数中包含着预期寿命因素，即年金系数受养老金计划参与者的预期寿命影响。

在以上分析的瑞典养老金资产负债的基础上，通过偿付能力比率来建立起自动平衡机制。偿付能力比率也称为平衡比，是资产与负债的比值：

$$SR_t = \frac{F_t + CA_t}{V_t} \tag{11.11}$$

其中，SR_t 为 t 年的平衡比率，F_t 表示 t 年的缓冲基金。当 $SR_t \geq 1$ 时，养老金系统偿付能力充足；当 $SR_t < 1$ 时，系养老金系统不具备偿付能力。这样，在自动平衡机制下，随预期寿命的变动调节退休年龄，即可调节平衡比 SR_t，使得养老金系统达到偿付能力要求。

2. 加拿大的调整机制

加拿大养老金计划采用的是一种自动的调整方法，与瑞典的机制存在一些差异。其养老金可持续性的评估由总精算师来负责，每隔三年重新进行评估，并且发布精算报告。加拿大没有建立直接的退休年龄随预期寿命的调节机制，像大多数国家一样，通过一种自动的方式来调节。其自动调节机制的启动依据是，法定缴费率低于维持计划可持续的最低缴费率。一旦机制启动，则应采取增加养老金缴费以及减少养老金支出的措施。在这里加拿大主要采取的措施是提高缴费率，并停止养老金指数化，直至法定缴费率不在低于维持计划可持续的最低缴费率。在这些措施中，也包括随预期寿命的延长延迟退休，但只有当议会就调整措施达成一致时，自动调整机制才生效。因此，这种不能避免政治干预的调整措施被称为"半自动"调整机制，然而，该机制目前尚未启动。

二、退休年龄随预期寿命调整的实践

（一）预期寿命的变动趋势

20 世纪初，人口平均寿命（或称 0 岁余寿）的延长很大程度上归功于低年龄段死亡率的改善，包括新生儿、少年和工作期间，退休后的人口预期寿命的提高速度低于 0 岁余寿（OECD，2011）。本章主要研究高年龄组人口预期寿命的变化，因为高年龄组人口预期寿命变化情况与最优退休年龄之间的关联度最大。依据联合国人口司给出的历史数据和预测数据，可以观察到 1960—2050 年六个国家 60 岁男性与女性人口预期寿命随时间呈递增的变化趋势（见表 11.1）。

1960—2010 年间，所选取的六个国家的 60 岁男性余寿平均提高了5.6 岁，女性提高了 6.6 岁。2010—2050 年，60 岁男性的余寿将平均增长 3.2 岁，女性将增长 3.4 岁。在这些国家中，1960—2010 年，日本的男性与女性的余寿的增长幅度最大，分别为 8.1 和 10.7 岁，余寿增长幅

表 11.1　　　　　1960—2050 年各国 60 岁男、女人口预期寿命　　　　单位：岁

性别	国家	年份									
		1960	1970	1980	1990	2000	2010	2020	2030	2040	2050
男	德国	15.4	15.4	16.6	17.5	19.3	20.9	21.8	22.7	23.6	24.1
	日本	14.8	16.6	19.0	20.0	20.9	22.9	23.7	24.5	25.2	25.5
	加拿大	16.7	17.07	18.1	19.3	21.0	22.7	23.6	24.4	24.9	25.1
	瑞典	17.3	17.6	18.3	19.2	20.4	21.9	22.9	23.7	24.5	25.0
	英国	15.0	15.3	16.5	17.3	19.2	20.8	21.6	22.5	23.3	23.7
	丹麦	17.05	17.07	17.1	17.6	19.2	20.8	22.0	23.1	24.0	24.8
女	德国	18.1	19.0	20.0	21.8	23.7	25.0	26.1	27.0	28.0	28.4
	日本	17.8	20.0	22.7	24.3	26.3	28.5	29.7	30.6	31.4	31.9
	加拿大	20.2	21.5	23.01	23.87	24.7	25.9	26.9	27.9	28.9	29.8
	瑞典	19.3	21.0	22.7	23.6	24.1	25.4	26.3	27.1	27.9	28.2
	英国	18.9	19.8	21.0	21.5	22.7	24.5	25.5	26.4	27.4	27.8
	丹麦	19.33	20.85	21.66	21.6	22.5	23.9	24.9	25.9	26.8	27.7

注：1960—1980 年德国的数据，是联邦德国（西德）和德意志民主共和国（东德）数据合并后，重新整理所得。

资料来源：联合国人口司数据（2012），http://esa. un. org/wpp。

度最少的国家为丹麦，男性为 4.6 岁。2010—2050 年，预期寿命增长幅度最大的国家是丹麦，增长幅度为 4 岁；加拿大的男性预期寿命增长幅度最大，为 3.9 岁。增长幅度最小的国家，男性为日本，女性为瑞典，增长幅度分别为 2.6 岁和 2.8 岁。如果未来几个国家的生育率差别不大，日本的老龄化速度最快，丹麦和瑞典的老龄化速度最慢。

下面通过对 2010 年和 2050 年两个静态时点上的人口预期寿命分析发现，无论男性还是女性，在这两个时点上的预期寿命最高的国家均是日本。可见，无论是现在还是将来，日本都是受长寿影响最为严重的国家。在静态时点上显示，寿命延长程度较低的国家是英国、丹麦和德国。在 2010 年英国和丹麦的男性人口预期寿命最低，德国女性人口预期寿命最

低。到 2050 年，男性人口预期寿命最低的国家为英国，女性为丹麦。尽管不同国家目前的老龄化程度以及未来的进程有所差异，但是所有国家人口的预期寿命稳步增长的态势并未改变，因此有效的应对措施十分必要。下面具体来分析针对预期寿命的变化，不同国家退休年龄的变动趋势。

（二）退休年龄的调整

依据联合国人口司给出的历史数据和预测数据，表 11.2 列示了 6 个国家分性别的退休年龄的变化情况。可见，德国男性退休年龄在 1999 年以前一直保持在 63 岁，2002 年提高到 63.5 岁，2010 年提高到 65 岁，目前还没有进一步提高的相关规定。德国女性的退休年龄平均比男性低 3 岁，到 2010 年男女退休年龄相等，均为 65 岁，且一直保持到 2050 年。日本男性退休年龄从 1960 年的 60 岁提高到 1970 年的 65 岁，之后将保持不变。日本女性退休年龄的提高速度明显慢于男性，从 1960 年的 60 岁经过 40 年的时间提高 3 岁，到 2000 年的 63 岁，2010 年提高到 65 岁与男性一致，并保持不变。加拿大的退休年龄与性别没有建立任何联系，即男、女退休年龄在任何年份均相同。由于 1960 年当时国家制定的退休年龄较高，该国自 1960 年开始每隔 10 年降低 1 岁的退休年龄，从 1960 年的 69 岁一直降低到 2000 年的 65 岁，且保持不变。瑞典的退休年龄在 1990 年从之前的 67 岁下调到 65 岁并保持不变，且男女一致，这主要与瑞典的名义账户制度有关。英国男性退休年龄，在 2030 年前将保持在 65 岁，之后计划提高到 66 岁，接下来按每 10 年提高 1 岁的标准，到 2050 年将提高到 68 岁。英国女性退休年龄平均低于男性 5 岁，直到 2020 年男性与女性的退休年龄相等，并随后同步提高。丹麦的退休年龄变化较为特殊，1960—2050 年男女退休年龄均先提高，然后降低，再提高。并且到 2010 年后男女退休年龄均保持在 65 岁。

表 11.2　　　　　　　　　1960—2050 年各国男性人口退休年龄　　　　　　单位：岁

性别	国家	年份									
		1960	1970	1980	1990	2000	2010	2020	2030	2040	2050
男	德国	63	63	63	63	63	65	65	65	65	65
	日本	60	65	65	65	65	65	65	65	65	65
	加拿大	69	68	67	66	65	65	65	65	65	65
	瑞典	67	67	67	65	65	65	65	65	65	65
	英国	65	65	65	65	65	65	65	66	67	68
	丹麦	65	67	67	67	67	65	65	67	67	67
女	德国	60	60	60	60	60	65	65	65	65	65
	日本	60	60	60	60	63	65	65	65	65	65
	加拿大	69	68	67	66	65	65	65	65	65	65
	瑞典	67	67	67	65	65	65	65	65	65	65
	英国	60	60	60	60	60	60	65	66	67	68
	丹麦	60	62	62	62	67	65	65	67	67	67

注：1960—1980 年德国的数据，是联邦德国（西德）和德意志民主共和国（东德）数据合并后，重新整理所得。

资料来源：联合国人口司数据（2012），http://esa.un.org/wpp。

　　结合表 11.1 与表 11.2 可知，尽管日本是受长寿和老龄化影响程度最大的国家，但是其退休年龄并没有较其他国家有大幅度的提升，尤其是女性退休年龄提升速度较为缓慢，这主要与日本的社会文化背景有关系。如果只单纯地考虑经济上的平衡，而不顾及社会公平，这样的政策的推行是具有很大阻力的，因此日本在退休年龄政策上兼顾了效率与公平的统一，使得政策顺利执行。正是由于社会文化背景的不同，受长寿和老龄化影响程度较小的英国与丹麦，其退休年龄的调整幅度却高于日本。这一事实表明，尽管一些国家的人口长寿和老龄化程度相对较低，但其对未来养老金偿付能力的影响已引起人们足够的重视，我国也不能例外。

（三）退休年龄随预期寿命的平均变化趋势调整

下面，结合 6 个国家的平均预期寿命与平均退休年龄的变动关系来进行分析。图 11.1 为 1960—2050 年选取的 6 个国家退休年龄随预期寿命变化的散点图，其中横坐标代表 60 岁人口的平均预期寿命，纵坐标代表平均退休年龄，同时对散点图添加了一个周期为 2 的移动平均线。

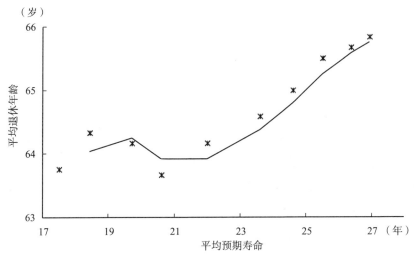

图 11.1　退休年龄随预期寿命变化的平均趋势

由图 11.1 可见，6 个国家的平均退休年龄随预期寿命整体上呈现递增的趋势，说明退休年龄的提高与预期寿命的延长存在着较为显著的相关关系。当预期寿命从 17.5 年增长到 18.4 年时，退休年龄从 63.7 岁提高到 64.3 岁。然而，当预期寿命增长到 20.6 年时，退休年龄则下降到 63.6 岁。出现退休年龄下降的原因中，尽管包括加拿大和瑞典早已制定了过高的退休年龄，但最主要的原因是在人口的低预期寿命阶段，并没有引起大部分国家的重视，也就是说此时整体的老龄化程度较低。当预期寿命超过 21 年以后，退休年龄则随预期寿命几乎呈线性增长趋势。如果将预期寿命按时间的长短分为两组，其中 17～21 年为低预期寿命组，

21～27 年为高预期寿命组。在低预期寿命组，各国对预期寿命延长的影响还没有达成相同认识，因此退休年龄则呈现不规则的变化趋势；在高预期寿命组，各国已经共同意识到预期寿命延长带来的后果，因此退休年龄随预期寿命变动的趋势显著。

第二节　中国基本养老保险收支模型

一、我国人口寿命延长的现状与趋势

我国人口的寿命从 20 世纪至今有着大幅度的改善，依据联合国人口司给出的历史数据和预测数据，表 13.3 列示了 1950—2050 年我国分年龄组的人口预期寿命。从表 13.3 中可见，中华人民共和国成立初期的 1950—1955 年，我国 0 岁人口平均预期寿命为 44.59 岁，男性为 44.60 岁，女性为 44.59 岁。改革开放初期的 1980—1985 年，0 岁人口平均预期寿命为 67.71 岁，男性为 66.2 岁，女性为 69.27 岁，相对中华人民共和国成立初期，经过 30 年人口平均预期寿命延长了 23.12 岁，男性延长了 22.8 岁，女性延长了 24.68 岁。2010—2015 年，0 岁人口平均预期寿命为 75.25 岁，男性为 74.01 岁，女性为 76.59 岁，与改革开放初期相比，经过 30 年人口平均预期寿命延长了 7.54 岁，男性延长了 7.81 岁，女性延长了 7.32 岁。可见，我国新生婴儿人口平均预期寿命随时间呈现递增趋势，但增幅随时间呈递减趋势。对于 60 岁的人口预期寿命，在中华人民共和国成立初期的 1950—1955 年，60 岁余寿为 11.07 岁，男性为 10.11 岁，女性为 11.98 岁。改革开放初期的 1980—1985 年，60 岁余寿为 17.38 岁，男性为 16.12 岁，女性为 18.56 岁，相对中华人民共和国成立初期，经过 30 年平均余寿延长了 6.31 岁，男性延长了 6.01 岁，女性延长了 6.58 岁。2010—2015 年，60 岁的平均余寿为 19.81 岁，男性为

18.40 岁，女性为 20.56 岁，与改革开放初期相比，经过 30 年余寿延长了 2.07 岁，男性延长了 2.28 岁，女性延长了 2.00 岁。可见，60 岁余寿的改善幅度要小于 0 岁。但总体来看，随着时间的进展，不同年龄下的预期寿命都呈现不同幅度的延长趋势。其中，0 岁余寿延长趋势最为明显，说明其预期寿命延长的幅度最大。60 岁、65 岁与 70 岁人口的余寿延长趋势相似，只不过随着年龄的提高，寿命延长不断放缓。可见，我国人口平均寿命的延长很大程度上归功于低年龄段死亡率的下降，包括新生儿、少年和工作年龄段，老年人口寿命延长的幅度相对较少，这一点与国际经验一致。

表 11.3　　　　　　　　　1950—2050 年我国人口预期寿命　　　　　　单位：岁

年份	男				女				平均			
	0 岁	60 岁	65 岁	70 岁	0 岁	60 岁	65 岁	70 岁	0 岁	60 岁	65 岁	70 岁
1950—1955	44.60	10.11	8.02	6.33	44.59	11.98	9.31	7.22	44.59	11.07	8.72	6.84
1980—1985	66.20	16.12	12.82	9.89	69.27	18.56	14.96	11.69	67.71	17.38	13.96	10.89
2010—2015	74.01	18.40	14.65	11.33	76.59	20.56	16.53	12.88	75.25	19.45	15.58	12.11
2015—2020	74.77	18.76	14.95	11.57	77.35	20.92	16.84	13.13	76.01	19.81	15.88	12.35
2020—2025	75.49	19.11	15.25	11.81	78.07	21.27	17.14	13.38	76.73	20.16	16.18	12.60
2025—2030	76.18	19.46	15.55	12.06	78.76	21.62	17.45	13.64	77.43	20.52	16.49	12.85
2030—2035	76.83	19.81	15.85	12.30	79.41	21.97	17.75	13.90	78.08	20.87	16.79	13.10
2035—2040	77.46	20.17	16.15	12.55	80.04	22.33	18.07	14.16	78.71	21.23	17.10	13.36
2040—2045	78.08	20.53	16.46	12.81	80.66	22.69	18.39	14.44	79.33	21.60	17.42	13.63
2045—2050	78.67	20.89	16.78	13.07	81.25	23.06	18.72	14.72	79.92	21.96	17.75	13.90

资料来源：联合国人口司数据（2012），http://esa.un.org/wpp。

二、寿命延长趋势下的延迟退休对养老金支付压力的影响

（一）养老金的总收支

下面来分析养老金计划总体人口的支付压力问题，我们建立一个封闭

群体的收支模型，该模型仅考虑养老金计划中现有的人员，不考虑未来新加入者。为了区别男性与女性寿命延长程度的不同，模型中将按性别分别测算总收支。另外，尽管我国采取的是现收现付的社会统筹与基金积累的个人账户结合的模式，但是目前个人账户制度的作用并不明显，因此本章关于寿命延长、延迟退休与养老金支付压力问题的探讨不考虑个人账户部分。

（二）养老金的收入分析

统筹账户单个缴费期 T 时的缴费收入为：

$$(AI)_T = \sum_{i=1}^{N_1} m_T \overline{W}_{T,i} \theta_1 {}_{T-T_0} P_{T_0-B_{1,i}} + \sum_{i=1}^{N_2} m_T \overline{W}_{T,i} \theta_2 {}_{T-T_0} P_{T_0-B_{2,i}}$$

$$(11.12)$$

其中，T 为测算日期，为一个收入或支出日；T_0 测算日期的前一个收入或支出日；$(AI)_T$ 为 T 时期统筹账户收入，该收入为现时发生值，因此不需要进行折现；m_T 为 T 时期的缴费率；$\overline{W}_{T,i}$ 为 T 时期的第 i 个人缴费时所采用的社会平均工资；$b_{1,i}$ 为第 i 个男性的出生日期，$b_{2,i}$ 为第 i 个女性的出生日期，1 代表男性，2 代表女性；${}_{T-T_0} P_{T_0-b_{1,i}}$ 为第 i 个 $T_0 - b_{1,i}$ 岁的男性活过 $T-T_0$ 期的概率，${}_{T-T_0} P_{T_0-b_{2,i}}$ 为第 i 个 $T_0 - b_{2,i}$ 岁的男性活过 $T - T_0$ 期的概率。

在模型中设定了示性变量 θ，当 θ = 1 时表示在岗，θ = 0 时表示退休，且 θ_1，θ_2 分别代表男性和女性，即：

$$\theta_1 = \begin{cases} 1 & T - B_{1,n} < R_1 \\ 0 & T - B_{1,n} \geq R_1 \end{cases}, \quad \theta_2 = \begin{cases} 1 & T - B_{2,n} < R_2 \\ 0 & T - B_{2,n} \geq R_2 \end{cases}$$

由于所建模型是封闭群体的收入模型，考虑的是 T 时刻养老金计划中现有人员的总缴费额，按照计划中现有的人数进行核算。当计划中的第 i 个人退休，则 θ = 0；让计划中的第 i 个人在岗，则 θ = 1。如果养老金计划的退休年龄被延迟，则会出现 θ = 1 的个数增加，θ = 0 的个数减少，即养老金计划中缴费的人数增加，这样将增大 T 时刻统筹账户养老金的总收入。

（三）养老金的支出分析

接下来建立封闭群体内 T 时刻统筹账户养老金的总支出模型。当前时刻的养老金计划包括"中人"和"新人"两个群体，针对这两个群体本章分别来建立养老金支出模型。

观测期已存在"中人"在 T 时刻基础性养老金总支出为：

$$(AMCB)_T = \sum_{i=1}^{N_1} G_{T,i}\varphi_{1\,T-T_0}P_{t_0-B_{1,i}} + \sum_{i=1}^{N_2} G_{T,i}\varphi_{2\,T-T_0}P_{t_0-B_{2,i}} \quad (11.13)$$

观测期已存在"中人"在 T 时刻过渡性养老金总支出为：

$$(AMCT)_T = \sum_{i=1}^{N_1} G_{T,i}^*\varphi_{1\,T-T_0}P_{T_0-B_{1,i}} + \sum_{i=1}^{N_2} G_{T,i}^*\varphi_{2\,T-T_0}P_{T_0-B_{2,i}} \quad (11.14)$$

观测期已存在"中人"在 T 时刻养老金总支出为：

$$(AMC)_T = (AMCT)_T + (AMCB)_T \quad (11.15)$$

观测期已存在"新人"在 T 时刻的养老金社会统筹支出：

$$(ANC)_T = \sum_{i=1}^{N_3} G_{T,i}\varphi_{1\,T-T_0}P_{T_0-B_{1,n}} + \sum_{i=1}^{N_4} G_{T,i}\varphi_{2\,T-T_0}P_{T_0-B_{2,n}} \quad (11.16)$$

观测期已存在的"中人"与"新人"在 T 时刻的养老金总支出为：

$$(AC)_T = (AMC)_T + (ANC)_T \quad (11.17)$$

得到了总支出模型后，在模型中设定示性变量 φ，当 $\varphi=1$ 时表示退休，$\varphi=0$ 时表示在职，且 φ_1，φ_2 分别代表男性和女性：

$$\varphi_1 = \begin{cases} 1 & T-B_{1,i} \geqslant R_1 \\ 0 & T-B_{1,i} < R_1 \end{cases}, \quad \varphi_2 = \begin{cases} 1 & T-B_{2,i} \geqslant R_2 \\ 0 & T-B_{2,i} < R_2 \end{cases}$$

当计划中的第 i 个人退休，则 $\varphi=1$；让计划中的第 i 个人在岗，则 $\varphi=0$。如果养老金计划的退休年龄被延迟，则会出现 $\varphi=0$ 的个数增加，$\varphi=1$ 的个数减少，即领取养老金的人数减少，这样将减少 T 时刻统筹账户养老金的总支出。

三、个体收支分析

接下来，从个体（单个人）的角度建立人口寿命延长背景下延迟退休对养老金支付压力影响的测算模型。由于养老金缴费额为缴费工资的一个固定比例，对于个体来说较易获取，不再单独测算。下面给出个体（单个人）养老金支付额的计算公式：

基础养老金 = [（本人指数化工资 + 上年平均在岗工资）/2]

× 全部缴费年限 × 1%

过渡性养老金 = [（本人指数化工资 + 上年平均在岗工资）/2]

× 视同缴费年限 × 过渡系数

其中，本人指数化工资 = 上年月平均在岗工资 × 平均指数

养老金总额 = 基础养老金 + 过渡性养老金

由于过渡性养老金是中国养老保险制度的特殊概念，随着未来"中人"不断地离开养老保金计划，过渡性养老金这一概念将不再存在。同时，本章测算未来退休的人的养老金支付额，不同年份退休的人"中人"与"新人"均会存在，为了使得比较口径一致，这里仅探讨基础性养老金的支付压力问题。基础养老金支付公式为：

$$
\begin{aligned}
G_{T,i} &= \frac{\overline{W}_{[T]-1}(1 + \overline{EXPN_i})}{2}(R_i - D_i) \times 1\% \\
&= \frac{\overline{W}_{[T]-2}(1 + r_T + \pi_T)(1 + \overline{EXPN_i})}{2}(R_i - D_i) \times 1\%
\end{aligned} \quad (11.18)
$$

其中，$G_{T,i}$ 为第 i 个人的基础养老金，$\overline{W}_T$ 为当年平均在岗工资水平，$\overline{W}_{[T]-1}$ 为上年平均在岗工资，$\overline{EXPN_i}$ 为第 i 个人的平均指数，R_i 为第 i 个人的退休的年龄，D_i 为第 i 个人的参加工作的年龄，r_T 为 t 年实际工资增长率，π_T 为 t 年通货膨胀率。对于个体第 i 个人来说，平均指数、全部缴费年限和参加工作时间都是固定的，当设定好实际工资增长率和通货膨胀率假定后，平均在岗工资也随之固定。此时，养老金支出的变化只受退休

年龄变化的影响，而平均在岗工资又受到实际工资增长率与通货膨胀率的共同影响。

假设一个 D_i 岁参加工作的人，其退休年龄 R_i，则在退休时对该个体未来养老金支付额的现值为：

$$
\begin{aligned}
(GPV)_n &= \frac{\overline{W}_{[T-1]}(1 + \overline{EXPN_i})}{2}(R_i - D_i) \times 1\% \{1 + (1 + r')v + \cdots \\
&\quad + [(1 + r')v]^{n-1}\} \\
&= \frac{\overline{W}_{[T-1]}(1 + \overline{EXPN_i})}{2}(R_i - D_i) \times 1\% \frac{1 - [(1 + r')v]^n}{1 - (1 + r')v}
\end{aligned}
$$

(11.19)

其中，$v = (1 + i)^{-1}$，i 为折现率，n 为该个体的退休年龄对应的平均余命，r' 为名义工资增长率，即 $r' = r + \pi$。

第三节 中国基本养老保险支付压力测算

本章研究选取的数据为，1996—2013 年《中国统计年鉴》中的平均工资、工资增长率和消费者价格指数数据，以及 2012 年联合国《世界人口展望》中 1950—2050 年中国分年龄、分性别的人口平均余寿的预测数据。

具体的假设与测算方如下：

第一，假定评估的起始时点为 2013 年 1 月 1 日，每隔 5 年进行一次测算，共测算 30 年，这样便可以选用最新的 2013 年《中国统计年鉴》数据以及 2012 年联合国《世界人口展望》的数据作为基础。

第二，平均工资与工资增长率的选定与假设。由于现阶段我国养老保险制度一般采用的是省级统筹方式，由于各个省份社会平均工资差异较大，从公平角度考虑，全国统筹方式将成为未来养老保险制度改革的重要选择。因此，本章选取的月度社会平均工资为 3966 元，即 2012 年的全国在岗职工月度的社会平均工资。工资增长率的选取为 1995—2012 年全国社会平均工资增长率的几何平均数，即 10.16%，该数值为名义工资增长率。

第三，通货膨胀率假设。本章用 1995—2012 年的全国年度居民消费者价格指数的几何平均数 3.03% 作为通货膨胀指标。根据 10.16% 的名义工资增长率，可得实际工资增长率为 7.13%。根据世界银行（2012）的观点，我国 2026 年后 GDP 的增长率将保持在 5% 左右，且工资增长率高于 GDP 增长率 1%~2%，属于合理范围。

第四，平均指数的假定。根据过去 20 年我国的基本经验，假定平均指数为 0.4。

第五，折现率假定为 2.5%，较低的折现率以保证未来的债务不被低估。

第六，死亡率及预期寿命。针对个体的测算，本章不直接采用死亡率数据，而是采用 2012 年联合国《世界人口展望》中的 60 岁、65 岁和 70 岁人口的平均余寿。由于联合国数据是按时间区间来划分的，如 2010—2015 年，本章选取中间年份，即 2013 年作为该区间的代表。

第七，测算的日期和时间标准。本章的测算以月度数据为基础，每月的月初（1 月 1 日）支付养老金，因此采用的所有变量均应该换算成月度数据。针对折现率和名义工资增长率，应换算成按月复利累积的月度水平，分别为 0.206% 和 0.81%。平均余寿将年数转换成月份数，小数年的转换采取向下取整的方式，即满足月初支付养老金的假设。

第八，假定个人的缴费率不变，即缴费额与平均工资额之间的比为常数，并假设个人工作期间的总缴费额只受平均工资变化的影响。因此，延迟退休增加个人总缴费这一关系简单易懂，没有测算必要，本章针对支付压力的测算主要考虑未来养老金的支出状况。

第九，本章测算的为一个 30 岁参加工作的人，分别在 2013 年，2018 年，…，2048 年以 60 岁、65 岁和 70 岁为退休年龄的养老金支出额的现值。并分别测算男性与女性人口寿命延长对养老金支付压力的影响，以及延迟退休对缓解支付压力的作用，测算结果列示见表11.4。

表11.4　　　　不同年份、不同退休年龄对应的基础养老金支付额　　单位：万元

年份	男性			女性		
	60 岁	65 岁	70 岁	60 岁	65 岁	70 岁
2013	37.9	30.0	23.0	46.7	36.8	28.1
2018	39.5	31.1	23.7	48.6	38.1	28.8
2023	40.8	31.9	24.5	50.1	39.1	29.7
2028	42.2	33.1	25.6	51.6	40.4	30.6
2033	43.5	34.3	26.1	53.2	41.8	31.5
2038	44.9	35.25	26.9	54.8	43.2	32.4
2043	46.7	36.5	27.7	56.9	44.3	33.6
2048	48.2	37.8	28.6	58.7	45.8	34.6

　　由表11.4可见，2013年60岁退休的男性与女性的基础养老金支付额分别为37.9万元和46.7万元，女性高于男性8.75万元。由上文给定的假设可知，男性与女性的基础假设除平均余寿不同外，其他均相同，造成女性支付压力较高的唯一原因，即女性具有较高的平均余命。如果保持60岁的退休年龄不变，2048年男性的基础养老金支付额将达到48.2万元，女性达到58.7万元，男性增加了10.2万元，女性增加了11.9万元。由于人口寿命延长，2013—2048年的35年间，60岁退休的男性养老金的支付压力增加26.9%，女性增加25.6%。当退休年龄延迟到65岁时，不同年份养老金支付额均较60岁退休有大幅降低，男性平均降低21.46%，女性平均降低21.66%。当退休年龄延迟到70岁时，不同年份养老金支付额均较60岁退休降低的幅度继续增大，男性平均降低39.98%，女性平均降低40.70%。通过以上分析可以发现，延迟退休对男性与女性养老金支付压力的改善幅度女性略高于男性，但是差异并不显著。接下来，对比不同年份延迟退休对支付压力改善的效果，图11.2列示了不同年份70

岁相对 60 岁退休的支付压力缓解程度，延迟退休在各个年份对女性支付压力的改善程度均大于男性。同时，随着时间的推移，延迟退休对男、女养老金支付压力的改善程度都呈现递增的趋势，即延迟退休应对未来人口寿命延长导致的支付压力效果将会更加显著。

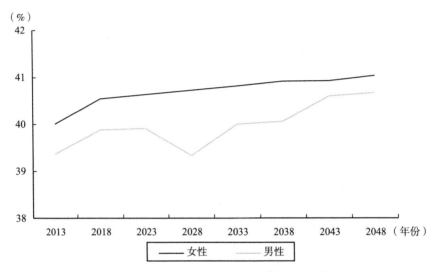

图 11.2　男性与女性支付压力缓解程度比较

第四节　经济、制度等因素变动的影响分析

一、延迟退休对制度抚养比的影响

提高退休年龄，会相应增加养老保险的缴费人数，减少养老金的领取人数，使制度覆盖人口的抚养比降低，从而可以减轻养老金的支付压力。因为在现收现付养老金制度下，有如下平衡关系：

$$缴费率 = 平均替代率 \times 制度抚养比$$

$$养老金支出/GDP = 平均替代率 \times 制度覆盖率 \times 制度抚养比$$
$$\times 工资总额/GDP$$

制度抚养比降低，将减轻满足收支平衡所需的缴费率，降低养老金支出在 GDP 中的占比。在实践中，很多国家建立了随预期寿命延长延迟退休年龄的调整机制，以及相互权衡的相关调整机制，下面来具体分析。

由于我国当前法定的退休年龄为男 60 岁、女 55 岁。为了简化分析，我们重点关注未来几十年 60 岁余寿的变化趋势，以及退休年龄随寿命延长而推迟后对人口抚养比的影响。表 11.3 呈现了 2010—2050 年 60 岁男女余寿随时间提高的过程。可见，未来 40 年我国人口余寿仍将持续、稳步的增长，不同性别的人口余寿的提高速度将趋于一致。如果在未来的几十年里，退休年龄仍然是 60 岁，老年抚养比随时间的延续将逐年上升。如果提高退休年龄，人口抚养比将会显著下降。表 11.5 列示了 1950—2050 年退休年龄每推迟 5 岁后的抚养比，其趋势通过图 11.3 来呈现。由图 11.3 可见，相同年龄的人口抚养比将随时间呈递增趋势，且未来几十年人口抚养比递增的速度较快。如 2020 年，65 岁退休的抚养比较 60 岁退休降低 9.39%，70 岁退休的抚养比较 60 岁退休降低 17.05%。同时，2020 年 65 岁退休的抚养比较当前 60 岁退休的抚养比降低了 1.19%，2035 年 70 岁退休的抚养比较当前 60 岁退休的抚养比降低了 0.96%。由于人口老龄化程度的不断加剧，导致 2035 年以后延迟退休到 70 岁的人口抚养比不再低于当前退休年龄下的水平，但是延迟退休仍会减轻劳动年龄人口负担，从而能够有效减轻养老金的支付压力。从经济发展方面看，延迟退休年龄使经济活动人口比重提高，创造社会财富的人口增加，纯消费人口减少，从而有利于国民经济的发展。养老问题的最终解决需要依靠经济的发展，延迟退休年龄在减轻我国社会养老保险负担的同时，也为经济发展创造了良好的条件。

表 11.5　1950—2050 年不同退休年龄下的我国老年人口抚养比预测表　单位：%

年份	年龄			年份	年龄		
	60 岁	65 岁	70 岁		60 岁	65 岁	70 岁
1950	12.87	7.32	3.49	2015	22.28	13.06	7.66
1960	12.15	7.04	3.52	2020	26.09	16.70	9.04
1970	12.16	7.08	3.55	2025	31.85	19.52	11.79
1980	13.83	8.53	4.84	2030	39.41	23.80	13.75
1990	13.93	8.90	5.32	2035	46.24	29.63	16.93
2000	15.55	10.17	5.97	2040	48.92	34.83	21.30
2005	15.93	10.68	6.55	2045	53.05	36.39	24.93
2010	17.89	11.36	7.15	2050	62.55	39.00	25.53

资料来源：根据联合国人口司的历史和预测数据计算得到。

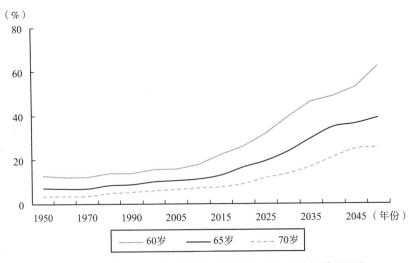

图 11.3　不同年份、不同退休年龄下我国老年人口抚养比面积

二、折现率与平均工资增长率变动的敏感性分析

下面来测试工资增长率与折现率的变动对养老金支付压力的影响，并

进一步分析经济因素变动对延迟退休政策的影响。设定需要测试的折现率分别为2%、4%和6%，平均工资增长率分别为8%、10%和12%，测算结果分别列示于表11.6与表11.7中。

表 11.6　　　　　　　不同折现率下养老金支付额的变动分析　　　　　　单位：万元

年份	折现率2%			折现率4%			折现率6%		
	60 岁	65 岁	70 岁	60 岁	65 岁	70 岁	60 岁	65 岁	70 岁
2010—2015	44.7	34.7	26.5	35.6	29.1	23.2	28.8	24.7	20.5
2015—2020	46.2	36.0	27.3	36.7	30.1	23.9	29.5	25.4	21.0
2020—2025	47.8	37.3	28.2	37.7	31.0	24.6	30.2	26.1	21.5
2025—2030	49.8	38.3	29.1	39.0	31.8	25.2	31.1	26.7	22.1
2030—2035	51.4	39.7	30.0	40.1	32.8	25.9	31.9	27.4	22.6
2035—2040	53.1	41.1	30.9	41.2	33.8	26.7	32.6	28.1	23.2
2040—2045	55.2	42.6	31.8	42.7	34.9	27.4	33.6	28.9	23.7
2045—2050	57.0	43.7	32.8	43.8	35.7	28.1	34.3	29.5	24.3

表 11.7　　　　　　　不同工资增长率下养老金支付额的变动分析　　　　　　单位：万元

年份	8%工资增长率			10%工资增长率			12%工资增长率		
	60 岁	65 岁	70 岁	60 岁	65 岁	70 岁	60 岁	65 岁	70 岁
2010—2015	33.6	27.8	22.4	41.5	32.7	25.4	51.6	38.7	28.7
2015—2020	34.5	28.7	23.0	42.8	33.9	26.1	53.4	40.2	29.7
2020—2025	35.4	29.6	23.7	44.2	35.1	26.9	55.4	41.8	30.7
2025—2030	36.6	30.2	24.3	45.9	36.0	27.8	57.9	43.1	31.7
2030—2035	37.6	31.2	25.0	47.3	37.3	28.6	60.0	44.7	32.8
2035—2040	38.6	32.1	25.6	48.8	38.5	29.4	62.1	46.5	33.9
2040—2045	39.9	33.1	26.3	50.7	39.9	30.3	64.9	48.3	35.0
2045—2050	40.9	33.8	27.0	52.2	40.9	31.2	67.1	49.6	36.1

由表11.6可见，不同的折现率对养老金支付金额的影响较为明显，折现率越低，养老金支付额越高；反之，折现率越高，养老金的支付额越低。当折现率由2%提高到4%时，60岁退休者的养老金支付额平均减少21.7%，65岁退休平均减少17.3%，70岁退休平均减少13.3%；当折现率

由4%提高到6%时，60岁退休者的养老金支付额平均减少20.4%，65岁退休者平均减少16.3%，70岁退休者平均减少12.7%。在精算实务中，一般都采用预期的资产回报率作为折现率，它鼓励了将资产的一大部分投资于股票和其他风险性资产中，同时也带来了更高的风险。然而，养老金计划与一般的商业性保险公司模式不同，应该采取谨慎的投资策略，持有少量的股票和其他风险性资产，这样使得养老金计划不会产生较高的投资回报率。若将折现率假设定的过高，也会带来另外一个负面影响，即养老金计划选择激进型的投资策略以得到高的预期回报率，而没有考虑到可能存在的风险，而一旦风险发生时，将会对养老金的偿付能力造成较大的冲击。

在表11.7中，给出了不同工资增长率水平下的养老金支付的变动情况。可见，随平均工资增长率的提高，养老金支付额也不断地增加，这一点在式（13.18）中也可以体现。当平均工资增长率由8%提高到10%时，60岁退休者的养老金支付额平均减少25.6%，65岁退休平均减少19.4%，70岁退休平均减少14.3%；当平均工资增长率由10%提高到12%时，60岁退休者的养老金支付额平均减少26.4%，65岁退休者平均减少19.8%，70岁退休者平均减少14.5%。与折现率变动效果类似，平均工资增长率的变动也是对低退休年龄者养老金支付额的影响较为敏感。然而，工资增长率是一把"双刃剑"，高的工资增长率一方面会加大未来养老金的支付，另一方面又会提高养老金计划的缴费收入。因此仅凭对养老金支付额变动的影响，并不能判断其对支付压力的影响。接下来，通过比较养老金缴费额的增长率与养老金支付额的增长率来说明平均工资的变动、养老金支付压力以及退休年龄之间的关系。由于个体的缴费额是按照平均工资乘以一个缴费比例来确定的，假定缴费比例为常数，这样未来养老金缴费额的变化就完全由平均工资增长率决定了。当平均工资增长率由10%提高到12%时，此时平均增长率变动的相对幅度为20%，即可表示为缴费额的增长的相对程度。同时，表11.7中列示了平均工资增长率由10%提高到12%时，不同年份的退休年龄对应的养老金支付额，由此可进一步计算得到养老金支付额变动的相对幅度。通过图11.4来比较养老金缴费额的相对增长幅度与养老金支付额的相对增长幅度，由此可进一步得出平均工资增长率变动与支付压力的关系。图11.4中，三条呈现递增趋势的线分别表示了不同年份60岁、65岁以及70岁退休的养老金支付额的平均工资增长幅度，另外一条呈水平趋势的线代表养老金缴费额的增长幅度。由图11.4可见，60岁退休的人其养老金支付额的增长速度要高于缴费额的增长速度，70岁退休的人其养老金支付额的增长速度则低于缴费额的增长速度。这意味着如果保持60岁退休不变的话，提高平均工资增长率，那么养老金的支付压力将增大。如果将退休年龄调整到70岁的话，提高平均工资增长率，养老金的支付压力则会降低，且这种缓解养老金支付压力的效果至少在35年之内均有效。然而，退休年龄直接延迟到70岁在现实中很难做到，循序渐进的延迟退休才是政策上倾向的方法，如果将退休年龄调整到65岁的话，提高平均工资增长率，可以起到降低养老金支付压力的效果，然而到2033年以后养老金支付额的增长速度将超过缴费额的增长速度，这样不再具有改善支付压力的效果。因此，不同的退休年龄下的工资增长率对养老金支付压力的敏感程度不一样，将退休年龄与工资增长率综合考虑，来测试养老金支付压力的敏感程度，将会为养老金体系改革提供更加全面的建议。

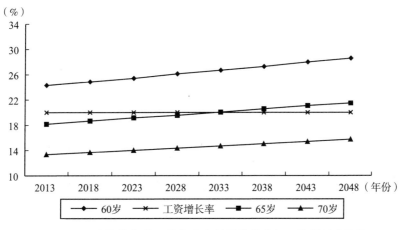

图11.4　不同退休年龄下养老金支付额增长率与工资增长率比较

第五节 应对建议

本章首先从国际比较的角度探讨了人口寿命延长与延迟退休之间的机制关系，并且分析了国际上的人口寿命延长与延迟退休的实践经验。在国际经验的基础上，通过对我国人口寿命延长趋势的研究，探讨了延迟退休对我国养老金支付压力的影响，以及对我国养老保险制度抚养比的影响。在一定精算假设下，进一步研究了经济、制度等因素变动对养老金支付压力的敏感性，同时考虑了经济、制度等因素与寿命延长以及延迟退休之间的交互关系，可得到如下结论：

第一，关于寿命延长与延迟退休的调整机制。国际上很少有国家直接对其进行关联，而大多数国家采取的是一种间接的调整方式，即首先通过分析人口寿命延长对养老金支付压力的影响程度，然后将延迟退休作为缓解养老金支付压力政策中的一种来选择使用。从代际关系的角度来说，预期寿命与退休年龄的调节机制，是建立了一种新的在不同代人之间转移养老金费用的模式，并且能够实现养老金系统的财务可持续性。同时，养老金领取人也应该承担一部分因为他们比上一代人活得更长而产生的费用。然而，这种关联机制涉及的中间变量较多，其效果也不够直观，并且政策一旦做出不能轻易改变，灵活性较差。因此，我国目前不适合建立预期寿命与退休年龄的调整机制，但需建立一套测度人口寿命延长对养老金支付压力、对养老金系统的财务可持续性影响的系统，并将该系统与经济、制度等相关因素进行结合，将延迟退休作为缓解养老金支付压力的一种方案，综合选择加以运用。

第二，在寿命延长与延迟退休的国际实践中，大部分国家均做出随预期寿命延长调整退休年龄的方案，然而退休年龄的调整幅度并不一定与预期寿命延长程度成正比。日本是受长寿和老龄化影响程度最大的国家，但是其退休年龄并没有较其他国家有大幅度的提升，尤其是女性退休年龄提升速度较为缓慢，这主要与日本的社会文化背景有关。如果只单纯地考虑经济上的平衡，而不顾及社会公平，这样的政策的推行是具有很大阻力的，因此日本在退休年龄政策上兼顾了效率与公平的统一，使得政策顺利执行。针对我国分性别的延迟退休问题，也要考虑到经济效率与社会公平之间的权衡问题。借鉴国际经验，可以采用混合生命表来测度未来养老金支付压力，并以此作为决策依据，由于我国现行的退休政策中的男性退休年龄要高于女性，可同时缓慢地提高男女退休年龄，当男性达到一定的极限退休年龄后，再单独提高女性退休年龄，直到二者一致为止。因此，在我国关于退休年龄的建议上，一方面需要从财务的可持续角度，采用精算的方法来体现延迟退休带来的经济效率，另一方面也需要从性别的视角，根据社会学的宗旨来考虑公平，通过牺牲社会公平来实现精算上的效率在政策上也是无法令人满意的。

第三，我国人口寿命延长的趋势显著。延迟退休能够有效改善未来年份养老保险制度抚养比，缓解未来不同的年份养老金的支付压力。同时，延迟退休对养老金支付压力的缓解幅度随时间呈现递增趋势，即延迟退休对缓解人口寿命延长导致的支付压力的效果随时间将会更加显著。这种效果在不同的性别之间有所差异，在未来的任意年份，延迟退休对女性养老金支付压力的改善程度均要大于男性，导致这一结果最主要的原因是女性人口预期寿命延长的程度要高于男性。

第四，延迟退休与折现率假设之间具有强替代效应。延迟退休能够缓解寿命延长导致的养老金支付压力问题；同样，折现率也具有这一作用。提高折现率，能够有效地降低养老金的支付压力，这种效果对于缓解低退休年龄者的养老金支付压力效果最为明显。但随着退休年龄的提高，改善效果逐渐减弱。如果在退休年龄保持不变的条件下，提高折现率，可以有效地改善养老金支付压力；若提高退休年龄后，再去提高折现率，这种改善效果将减弱，减弱的部分被延迟退休的效果所替代。对于我国目前来说，提高折现率可以作为改善养老金支付压力的一个备选方案，然而较高的折现率假设，需要养老金系统能够产生理想的预期回报率，一个健全和完善的资本市场是必备的前提和保证。

第五，不同退休年龄下的平均工资增长率对缓解养老金支付压力的影响趋势不同。在一个较低的退休年龄下，提高平均工资增长率将会增大养老金的支付压力；相反，在一个较高的退休年龄下，提高平均工资增长率将会缓解养老金的支付压力。这也就意味着，当退休年龄较低时，提高平均工资增长率，将会使得养老金支付额增长的幅度大于养老金缴费额的增长幅度；当退休年龄较高时，提高平均工资增长率，此时养老金缴费额的增长幅度将大于养老金支付额的增长幅度。因此，不同的退休年龄下的工资增长率对养老金支付压力的敏感程度不同，将退休年龄与平均工资增长率综合考虑，来测试寿命延长对养老金支付压力的影响程度，将会为养老金体系改革提供更加全面的建议。

第十二章

主要结论与展望

第一节　主要结论

本书主要研究了中国人口死亡率建模与长寿风险度量的相关问题，具体包括中国人口死亡率的随机波动性与趋势性分析、中国人口死亡率的修匀、高龄人口死亡率的拟合、中国人口死亡率的动态预测、保险公司和养老保险制度长寿风险的度量。可以得到如下的研究结论：

第一，将人口死亡率的变动划分为随机波动性与趋势性。将随机波动性与趋势性进行分解，对分解结果分别进行研究与分析，认为具有随机波动性的死亡率（短期死亡率）不适合直接预测，需要对死亡率修匀后进行预测；具有趋势性的死亡率（长期死亡率改善的平均水平）适合直接预测。

第二，对中国人口死亡率进行二维修匀，比较了二维 Beta 核密度修匀法与二维泊松 P—样条修匀法的优劣。针对修匀结果的拟合性，整体上二维 Beta 核密度修匀法的拟合度优于二维泊松 P—样条修匀法；在 0 岁处，二维泊松 P—样条修匀法的拟合度优于二维 Beta 核密度修匀法；在年龄和年份两个维度上，二维 Beta 核密度修匀法的拟合度均优于二维泊松

P—样条修匀法。针对修匀结果的光滑性，在年份的维度上二维泊松 P—样条修匀法的光滑性优于二维 Beta 核密度修匀法；在年龄维度上，1～40 岁年龄段二维 Beta 核密度修匀法优于二维泊松 P—样条修匀法，40 岁以上的年龄段二维 Beta 核密度修匀法的光滑性与二维泊松 P—样条修匀法差异不大。

第三，提出了采用 Age - Shifting 模型对高龄人口死亡率进行拟合。Age - Shifting 模型克服了 Gompertz 模型在拟合人口死亡率过程中的缺陷，考虑了死亡率随时间的改善。Age - Shifting 模型在拟合高龄人口死亡率的过程中，不仅考虑了在年龄上的拟合，而且也考虑到死亡率随时间递减的趋势，因此，Age - Shifting 模型在时间和年龄两个维度上对高龄人口死亡率进行拟合，拟合结果更科学、合理。

第四，采用了三种方法对动态死亡率进行预测。这三种方法分别为 Lee - Carter 模型方法、有限数据的 Lee - Carter 模型方法和分位自回归方法。其中，Lee - Carter 模型方法用于修匀后死亡率，有限数据的 Lee - Carter 模型和分位自回归方法用于粗死亡率（未经修匀的死亡率）。由于粗死亡率具有较强的波动性，不适合运用经典死亡率模型直接预测。为应对这种波动性，可以选取分位自回归方法和有限数据 Lee - Carter 模型方法。通过对三种死亡率模型方法的比较，发现三种方法预测的人口死亡率在长期内均能保持死亡率曲线的分布特征并且差异不大，不同的研究者可以根据研究问题的精确程度，适当地选择死亡率预测模型。

第五，将养老金与保险公司负债评估中的长寿风险划分为两种类型：第一类是死亡率降低导致养老金或保险公司偿付能力不足的长寿风险；第二类是死亡率被低估导致养老金或保险公司偿付能力不足的长寿风险。并基于欧盟偿付能力二代框架，将养老金与保险公司负债评估中的长寿风险偿付能力资本要求作为度量指标，量化了养老金与保险公司负债评估中的长寿风险，并且对极限年龄与折现率变动的敏感性进行分析。

第六，采用 GlueVaR 风险度量方法，对养老金负债评估中的长寿风险量化分析。长寿风险的 GlueVaR 度量方法与 VaR 方法和 TVaR 方法相比，不仅应对了尾部极端风险发生的可能性，而且该方法具有较强的灵活性，可以获取更加全面的长寿风险信息。GlueVaR 风险度量方法具有多个参数，一方面可以满足我国养老金与保险公司管理者有效控制长寿风险的要求，另一方面也可以满足养老金计划参与者与保险公司保单持有人预期较高的回报的要求。

第二节　展望

本书的研究工作只是阶段性成果，由于人口死亡率未来改善趋势的不确定性以及现有数据的局限性，研究还存在一些不足之处。下面说明本书存在的不足以及后续的研究展望。

第一，本书旨在给出长寿风险度量模型的选择方法以及模型的适用性分析。本书研究主要是在经典 Lee – Carter 模型基础上进行的，并没有进一步做模型比较。为了更加精确的度量长寿风险，未来还有待进一步做模型的比较、拟合优度检验以及模型的改进等。

第二，在进行死亡率变动分析、死亡率修匀、高龄人口死亡率修匀以及死亡率动态预测的过程中，均以男性数据为样本。由于篇幅的限制，未来有待进一步对女性死亡率数据进行分析，有可能会得到新的结论。

第三，由于本书是对动态生命表进行修匀，既要保证死亡率在年龄上服从死亡率曲线的先验信息，又要保证死亡率在时间上服从先验信息，因此，本书为了满足这一目的，认为二维修匀方法优于传统的一维修匀方法，但没有比较二维修匀方法与一维修匀方法的拟合度和光滑性。

第四，在进行高龄人口死亡率拟合的过程中，也是基于保证死亡率在年龄和时间上服从死亡率曲线的先验信息的目的，选择了 Age – Shifting 模型进行研究。关于该模型的研究以及在中国人口死亡率的适用性方面，还有待进一步研究。

第五，本书是基于欧盟偿付能力二代框架构建的长寿风险度量指标。

该框架对营利性质的保险公司来说比较适用，但对非营利性质的养老金计划是否合适，还有待进一步探讨。

第六，中国人口死亡率数据的有效积累较少、质量较差，对本书的研究工作产生了一定的限制。随着大数据技术的发展以及我国人口死亡数据不断地完善，将会使得长寿风险度量这一问题的在未来得到更好的解决。

随着我国社会保障改革的逐步推行和人口寿命延长问题的日益严重，长寿风险的量化度量以及定量分析是亟待研究的难题之一。如何对长寿风险进行识别、度量和管理方案的设计，也将成为我国未来需要解决的重大课题之一。

参 考 文 献

［1］段白鸽，孙佳美．极值理论在高龄死亡率建模中的应用［J］．数量经济技术经济研究，2012（7）：52－69.

［2］韩猛，王晓军．Lee－Carter 模型在中国城市人口死亡率预测中的应用与改进［J］．保险研究，2010（10）：3－9.

［3］李志生，刘恒甲．Lee－Carter 死亡率模型的估计与应用——基于中国人口数据［J］．中国人口科学，2010（3）：35－42.

［4］李志生，刘恒甲．Lee－Carter 死亡率模型的估计与应用——基于中国人口数据［J］．中国人口科学，2010（3）：46－56.

［5］李志生，吕勇斌，刘恒甲．长寿风险的识别与量化研究：来自中国的数据［J］．统计与决策，2011（16）：27－31.

［6］马庆强，陈之楚，卢志义．保险集团监管资本套利的理论与实证研究——基于 CTE 与 VaR 风险度量方法的分析［J］．统计与信息论坛，2014（8）：35－41.

［7］米海杰，王晓军．养老保险可持续发展调整机制研究［J］．统计研究，2014（5）：37－43.

［8］孙佳美，郭利涛．基于 C－K 模型及其改进的高高龄人口死亡率模型研究［J］．统计与决策，2012（19）：17－21.

［9］王晓军，蔡正高．死亡率预测模型的新进展［J］．统计研究，2008（9）：33－38.

［10］王晓军，黄顺林．中国人口死亡率随机预测模型的比较与选择［J］．人口与经济，2011（1）：29－36.

［11］王晓军，任文东．有限数据下 Lee – Carter 模型在人口死亡率预测中的应用［J］．统计研究，2012（6）：87 – 94．

［12］王晓军，米海杰．养老金支付缺口：口径、方法与测算分析［J］．数量经济技术经济研究，2013（10）：49 – 62．

［13］王晓军．社会保险精算管理：理论、模型与应用［M］．北京：科学出版社，2011．

［14］王志刚，王晓军．我国个人年金长寿风险的资本要求度量［J］．保险研究，2014（3）：17 – 24．

［15］张连增，段白鸽．广义线性模型在生命表死亡率修匀中的应用［J］．人口研究，2012（3）：89 – 103．

［16］张志强，谭鲜明，朱建平．非对称核密度估计在生命表构造中的应用［J］．南开大学学报：自然科学版，2005，38（6）：47 – 52．

［17］郑伟，林山君，陈凯．中国人口老龄化的特征趋势及对经济增长的潜在影响［J］．数量经济技术经济研究，2014（8）：15 – 33．

［18］中国国家统计局．中国人口和就业年鉴［M］．北京：中国统计出版社，2007—2013．

［19］中国国家统计局．中国人口统计年鉴［M］．北京：中国统计出版社，1995—2006．

［20］周世宏．台湾地区死亡率参数模型之研究［D］．台中：逢甲大学，2001．

［21］祝伟，陈秉正．动态死亡率下个人年金的长寿风险分析［J］．保险研究，2012（2）：3．

［22］Aarssen K, de Haan L. On the maximal life span of humans［J］. Mathematical Population Studies, 1994, 4（4）: 213 – 238.

［23］Antolin, P. Longevity risk and private pensions［R］. OECD Working Papers on Insurance and Private Pensions, 2007, 12（3）.

［24］Bagnato. L, De Capitani. L, Punzo. A. Testing serial independence via density-based measures of divergence［J］. Methodol Comput Appl Prob,

2014, 16 (3): 1 – 15.

［25］ Bagnato. L, Capitani L D, Mazza. A et al. SDD: An R Package for Serial Dependence Diagrams ［J］. Journal of Statistical Software, 2015, 64 (2): 1 – 19.

［26］ Bagnato. L, Punzo. A. Finite mixtures of beta and gamma densities and the k-bumps algorithm ［J］. Comput Stat, 2013, 28 (4): 1571 – 1597.

［27］ Bongaarts. J. & G. Feeney. How long do we live? ［J］. Population and Development Review, 2002, 28 (1): 13 – 29.

［28］ Bongaarts. J. Long-range trends in adult mortality: Models and projection methods ［J］. Demography, 2005, 42 (1): 23 – 49.

［29］ Belles – Sampera. J., Guillén. M., Santolino. M. Beyond value-at-risk: GlueVaR distortion risk measures ［J］. Risk Anal, 2014, 4 (1): 121 – 134.

［30］ Belles – Sampera. J., Guillén. M., Santolino. M. GlueVaR risk measures in capital allocation applications ［J］. Insurance: Mathematics and Economics, 2014, 27 (7): 132 – 137.

［31］ Blake. D. & Burrows W. Survivor bonds: Helping to hedge mortalityrisk ［J］. Journal of Risk and Insurance, 2001 (68): 339 – 348.

［32］ Bongaarts. J. Long-range trends in adult mortality: Models and projection methods ［J］. Demography, 2005 (42): 23 – 49.

［33］ Bongaarts. J. & G. Feeney. How long do we live? ［J］. Population and Development Review, 2002, 28 (1): 13 – 29.

［34］ Booth. H., Chauhan R. K., Maindonald J. & Smith L. The future of the Australian mortality transition ［R］. The 2000 Biennial Conference of the Australian Population Association, Melbourne, 2000.

［35］ Borger. M. Deterministic shock vs. stochastic value-at-risk: An analysis of the solvency Ⅱ standard model approach to longevity risk ［J］. Blatter DGVFM, 2010 (31): 541 – 552.

［36］ Borsch Supan, Wilkecb. Shifting perspectives: German pension reform [J]. Intereconomics, 2005, 12 (5): 248 – 254.

[37] Box G. E. P. , Jenkins G. M. Time series analysis for forecasting and control [J]. San Francisco: Holden – Day, 1976 (17): 115 – 136.

[38] Breslow. N. Extra-poisson variation in log-linear models [J]. Applied Statistics, 1984 (33): 38 – 44.

[39] Brouhns. N. , Denuit. M. , Van Keilegom I. Bootstrapping the poisson log-bilinear model for mortality forecasting [J]. Scandinavian Actuarial Journal, 2005 (45): 212 – 224.

[40] Brouhns. N. , Denuit. M. , Vermunt J. K. A poisson log-bilinear regression approach to the construction of projected life tables [J]. Insurance: Mathematics and Economics, 2002 (31): 373 – 393.

[41] Brouhns. N. , Denuit. M. , Vermunt. J. K. Measuring the longevity risk in mortality projections [J]. Bulletin of the Swiss Association of Actuaries, 2002 (25): 105 – 130.

[42] Cairns. A. J. G. , Blake. D. & Dowd. K. A two-factor model for stochastic mortality with parameter uncertainty: Theory and calibration [J]. Journal of Risk and Insurance, 2006, 73 (7): 225 – 256.

[43] Camarda. CG. Mortality smooth: An R package for smoothing poisson counts with P – splines [J]. Journal of Statistical Software, 2012, 50 (1): 1 – 24.

[44] Camarda. CG. , Eilers PHC, Gampe J. Sums of smooth exponentials. In A Bowman (ed.) [R]. Proceedings of the 25th International Workshop of Statistical Modelling, 2010 (1): 113 – 118.

[45] Cameron. A. C. , Trivedi. PK. Econometric models based on count data: Comparisonsand applications of some estimators and tests [J]. Journal of Applied Econometrics, 1986 (1): 29 – 53.

[46] Cameron. CA. , Trivedi. PK. Regression analysis of count data [M]. Cambridge University Press, 1998.

［47］ Carriere. J. E. Parametric models for life tables ［J］. Transactions of Society of Actuaries XLW, 1992, 17 (1): 77 – 99.

［48］ Chan Wai – Sum & Shaun Wang. The wilkie model for retail price inflation revisited ［J］. British Actuarial Journal, 1998 (4): 637 – 652.

［49］ Chang. Ih, George. C. Tiao & Chung Chen. Estimation of time series parameters in the presence of outliers ［J］. Technometrics, 1988 (30): 190 – 204.

［50］ Chen. SX. Beta kernel smoothers for regression curves ［J］. Stat Sin, 2000, 10 (1): 73 – 91.

［51］ Christina Lindell. Longevity is increasing—What about the retirement age? ［J］. Finnish Centre for Pensions, 2004, 4 (7): 62 – 78.

［52］ Coale Kisker. Are mortality rates falling at extremely high ages: An investigation based on a model. Proposed by Coab Kisker ［J］. Population studies, 1995, 49 (2): 281 – 295.

［53］ Huang. F, Browne. B. Mortality forecasting using a modified Continuous Mortality Investigation Mortality Projections Model for China I: methodology and country-level results ［J］. Annals of Actuarial Science, 2017, 11 (1): 20 – 45.

［54］ Copra. JB. , Haberman S. Non-parametric graduation using kernel methods ［J］. Journal of the Institute of Actuaries, 1998, 110 (1): 135 – 156.

［55］ Currie. I. D. , Durban. M. , Eilers PHC. Smoothing and forecasting mortality rates ［J］. Stat Modell, 2004, 4 (4): 279 – 298.

［56］ Currie. I. D. , Durban. M. & Eilers. P. H. C. Smoothing and forecasting mortality rates ［J］. Statistical Modelling, 2004, 4 (6): 56 – 69.

［57］ Currie. I. D. Modelling and forecasting the mortality of the very old ［J］. ASTIN Bulletin, 2011, 41 (2): 795 – 826.

［58］ Currie. I. D. , Durb'an. M. & Eilers P. H. C. Generalized linear array models with applications to multidimensional smoothing ［J］. Journal of the Royal

Statistical Society, 2006 (68): 1 – 22.

[59] David Blake, Andrew. J. G. Cairns and Kevin Dowd. Living withmortality: Longevity bonds and other mortality-linked securities [J]. British Actuarial Journal, 2006 (1): 153 – 197.

[60] Debón. A. , Montes. F. , Sala. R. A comparison of nonparametric methods in the graduation of mortality: application to data from the Valencia Region (Spain) [J]. Int Stat Rev, 2006, 74 (2): 215 – 233.

[61] Debón. A. , Montes. F. , Sala. R. A comparison of parametric models for mortality graduation. Application to mortality data for the Valencia region (Spain) [J]. Stat Operat Res Trans, 2005, 29 (2): 269 – 288.

[62] Debón. A. , Montes. F. , Sala. R. Acomparison of models for dynamic life tables [J]. Application to mortalitydata from the Valencia Region (Spain). Lifetime Data Anal, 2006, 12 (2): 223 – 244.

[63] Djeundje. VAB, Currie. I. D. Smoothing dispersed counts with applications to mortality data [J]. Annals of Actuarial Science, 2011 (5): 33 – 52.

[64] Durb'an. M. , Currie. I. D. & Eilers P. H. C. Smoothing and forecasting mortality rates [J]. Statistical Modelling, 2004 (4): 279 – 298.

[65] Eilers. PHC. , Marx. BD. Multivariate calibration with temperature interaction using two-dimensional penalized signal regression [J]. Chemometrics and Intelligent Laboratory Systems, 2002 (66): 159 – 174.

[66] Elandt – Johnson R. C. & Johnson N. L. Survival models and data analysis [M]. New York: Wiley, 1980.

[67] Felipe. A. , Guillen. M. , Nielsen. JP. Longevity studies based on kernel hazard estimation [J]. Insur: Math Econ, 2001, 28 (2): 191 – 204.

[68] Fledelius. P. , Guillen. M. , Nielsen. J. , Petersen. KS. A comparative study of parametric and nonparametric estimators of old-age mortality in Sweden [J]. Journal of Actuarial Practice, 2004 (1): 101 – 126.

[69] Francis. X. Diebold. Elements of forecasting [M]. Cincinnati: South –

Western College Publishing, 2004.

[70] Gavin. J. B. , Haberman S. & Verrall R. J. Graduation by kernel and adaptive kernelmethods with a boundary correction [J]. Transactions of the Society of Actuaries, 1995 (47): 173 – 209.

[71] Gompertz. B. On the nature of the function expressive of the law of mortality [J]. PhilosophicalTransactions, 1825 (27): 513 – 85.

[72] Guillén. M. , Nielsen. JP. , Pérez – Marín AM. Multiplicative hazard models for studying the evolution of mortality [J]. Ann Actuar Sci, 2006, 1 (1): 165 – 177.

[73] Gupta. A. , Orozco – Castaeda JM. , Nagar D. Non-central bivariate beta distribution [J]. Stat Pap, 2011, 52 (1): 139 – 152.

[74] Hamilton. J. D. Time series analysis [M]. Princeton: Princeton University Press Princeton, 1994.

[75] Hari. N. , Waegenaere. A. De, Melenberg B. , Nijman T. Longevity risk in portfolios of pension annuities [J]. Insurance: Mathematics and Economics, 2008, 42 (4): 265 – 297.

[76] Heligman. L. , Pollard. JH. The age pattern of mortality [J]. J Inst Actuar, 1980, 107 (1): 49 – 80.

[77] Hickman, Robert. B. Miller. Bayesian bivariate graduation and forecasting [J]. Actuarial Research Clearing House, 1979, 12 (2): 99 – 136.

[78] Barbieri. M, Wilmoth. J. R, Shkolnikov V M et al. Data Resource Profile: The Human Mortality Database (HMD) [J]. International Journal of Epidemiology, 2015, 44 (5): 1549 – 1556.

[79] Ishii. F. Trends of Japanese life expectancy and mortality projection models [J]. Journal of Population Problems, 2006, 62 (3): 21 – 30.

[80] Bloomfield. D. S. F, Haberman S et al. Graduation: some experiments with kernel methods [J]. Journal of the Institute of Actuaries, 1987, 114 (2): 339 – 369.

[81] J. R. Wilmoth. Mortality projections for Japan: A comparison of four methods, health and mortality among elderly population [M]. New York: Oxford University Press, 1996.

[82] John. A. Turner. Social security financing: Automatic adjustments to restore solvency [R]. AARP Public Policy Institute, 2009, 9 (1): 127 – 144.

[83] Kannisto. V. The advancing frontier of survival: Life tables for old age [M]. Odense, Denmark: Odense University Press, 1996.

[84] Keiding. N. Statistical inference in the lexis diagram [J]. Philosophical Transactions: Physical Sciences and Engineering, 1990 (332): 487 – 509.

[85] Kirkby. J. , Currie. I. D. Smooth models of mortality with period shocks [J]. Statistical Modelling, 2010 (10): 177 – 196.

[86] Koenker. R. , Bassett. G. Regression quartiles [J]. Econometrics, 1978 (1): 33 – 50.

[87] Koenker. R. , Machado. J. A. F. Goodness of fit and related inference processes for quantile regression [J]. Journal of the American Statistical Association, 1999 (448): 1296 – 1310.

[88] Koenker. R. , Xiao. Z. , Fan. J. et al. Quantile autoregression [J]. Journal of the American Statistical Association, 2006 (475): 980 – 1006.

[89] Kogure. A. & T. Hasegawa. Statistical modeling of the projected life tables: The Lee – Carter method and its extensions [J]. Policy and Governance Working Paper Series, 2005 (71): 599 – 623.

[90] Komatsu. R. A construction of future life table in Japan using a relational model [J]. Journal of Population Problems, 2002, 58 (3): 3 – 14.

[91] Lambert. P. & Eilers. P. H. C. Bayesian multidimensional density smoothing. Proceeding of the International Workshop on Statistical Modelling [J]. Galway, 2006.

[92] Lee R. D. , Carter L. R. Modeling and forecasting U. S. mortality [J]. Journal of the American Statistical Association, 1992 (419): 659 – 675.

［93］ Lee. R. D. The Lee – Carter method for forecasting mortality, with various extensions and applications ［J］. North American Actuarial Journal, 2000, 4 (1): 80 – 91.

［94］ Lee R. D. & Miller T. Assessing the performance of the Lee – Carter approach to modeling and forecasting mortality ［R］. The 2000 Meetings of the Population Association of America, Los Angeles, 2000.

［95］ Makeham. W. M. On the Law of Mortality and the Construction of Annuity Tables ［J］. The Assurance Magazine and Journal of the Institute of Actuaries, 1860, 8 (6): 301 – 310.

［96］ Mazza. A, Punzo. A. Graduation by Adaptive Discrete Beta Kernels ［M］. Classification and Data Mining. Springer Berlin Heidelberg, 2013.

［97］ Mazza. A, Punzo. A. Using the Variation Coefficient for Adaptive Discrete Beta Kernel Graduation ［M］. Statistical Models for Data Analysis, 2013.

［98］ Mazza. A. , Punzo. A. DBK Grad: An R package for mortality rates graduation by discrete beta kernel techniques. J Stat Softw 57 (Code Snippet 2), 2014 (a): 1 – 18.

［99］ Mazza. A, Punzo. A. Bivariate discrete beta Kernel graduation of mortality data ［J］. Lifetime Data Analysis, 2015, 21 (3): 419 – 433.

［100］ McCullagh P. , Nelder JA. Generalized linear model ［M］. 2nd edition. Chapman & Hall, London, 1989.

［101］ N. Brouhns. M. , Denuit J. K. Vermunt. A poisson log-bilinear regression approach to the construction of projected life tables ［J］. Insurance: Mathematics and Economics, 2002 (31): 373 – 393.

［102］ Niglio. M. Forecast generation for quantile autoregression models ［DB/OL］ http://venus. unive. it/sco2007/ocs/viewabstract. php? id = 43.

［103］ OECD. Pensions at a glance: Pensionable age and life expectancy, 1950 – 2050 ［R］. OECD Publishing, Paris, 2011.

［104］ Oikawa. K. Study on future mortality rate estimation ［J］. Kaiho, the Institute of Actuaries in Japan, 2006, 59 (2): 1 – 28.

[105] Olivieri. A. Uncertainty in mortality projections: An actuarial perspective [J]. Insurance: Mathematics and Economics, 2001, 29 (2): 117 – 147.

[106] Olivieri. A. , Pitacco E. Solvency requirements for pension annuities [J]. Journal of Pension, Economics and Finance, 2003, 2 (2): 269 – 294.

[107] Ozeki. M. Application of mortality models to Japan [R]. Presented at the Living to 100 and Beyond Symposium, 2005.

[108] Plat. On stochastic mortality modeling [J]. Insurance: Mathematics and Economics, 2009, 45 (3): 554 – 592.

[109] Renshaw. A. E. & Haberman S (a). On the forecasting of mortality reduction factors [J]. Insurance: Mathematics and Economics, 2003 (32): 379 – 401.

[110] Renshaw. A. E. & Haberman S (b). Lee – Carter mortality forecasting with age-specific enhancement [J]. Insurance: Mathematics and Economics, 2003 (33): 225 – 272.

[111] Renshaw. A. E. & Haberman S. A cohort-based extension to the Lee – Carter model for mortality reduction factors [J]. Insurance: Mathematics and Economics, 2006, 38 (5): 743 – 769.

[112] Renshaw. A. , Haberman S. Lee – Carter mortality forecasting: A parallel generalized linear modelling approach for England and Wales mortality projections [J]. Applied Statistics, 2003, 52 (1): 119 – 137.

[113] Richard. One-year value-at-risk for longevity and mortality [J]. Insurance: Mathematics and Economics, 2011, 49 (3): 14 – 39.

[114] Richards. S. J. , Kirkby J. G. & Currie I. D. The importance of year of birth in two-dimensional mortality data [J]. British Actuarial Journal, 2006, 12 (1): 177 – 201.

[115] Robet Holzmann, Edward Palmer. Pension reform: Issues and prospects for non-financial defined contribution (NDC) schemes [R]. The

World Bank, 2006.

[116] Ruppert. D. , Wand M. & Caroll R. Semiparametric regression [M]. New York: Cambridge, 2003.

[117] Sin. Y. China pension liabilities and reform options for old age insurance [R]. World Bank Working Paper, No. 2005 (1).

[118] Siu – Hang Li, Wai – Sum Chan. The Lee – Carter model for forecasting mortality, revisited [J]. North American Actuarial Journal, 2007 (11): 68 – 89.

[119] Tuljapurkar. S. Using the Lee – Carter method to forecast mortality for population with limited data [J]. International Statistical Review, 2004 (1): 19 – 36.

[120] Tuljapurkar. S. L. Nan & C. Boe. A universal pattern of mortality decline in the G7 countries [J]. Nature, 2000 (405): 789 – 782.

[121] United Nations (Population Division, Department of Economics and Social Affairs). World Population Prospects: The 2012 Revision [M]. United Nations, 2012.

[122] Vidal – Meliá. C, Boado – Penas. M. D. C. Compiling the actuarial balance for pay-as-you-go pension systems. Is it better to use the hidden asset or the contribution asset? [J]. Applied Economics, 2013, 45 (10): 1303 – 1320.

[123] Wilmoth. J. R. Mortality projections for Japan: a comparison of four methods [J]. Health & Mortality Among Elderly Populations, 1996 (1).

[124] Wilmoth. J. R. & S. Horiuchi. Variability of age at death within human populations [J]. Demography, 1999, 36 (4): 475 – 495.

[125] Wilmoth. J. R. Methods protocol for the Human Mortality Database [J]. Revised, 2002.

[126] Yue C. J. Oldest-old mortality rates and the Gompertz law: A theoretical and empirical study based on four countries [J]. Journal of Population Studies, 2002, 17 (24): 179 – 199.